DU TRAITEMENT

DE LA

PÉRITONITE AIGUE

PAR

Louis DEBRAND

Docteur en médecine de la Faculté de Paris.

PARIS

A. DELAHAYE ET E. LECROSNIER, LIBRAIRES-ÉDITEURS

Place de l'Ecole-de-Médecine

1882

DU TRAITEMENT

DE LA

PÉRITONITE AIGUE

DU TRAITEMENT

DE LA

PÉRITONITE AIGUE

PAR

Louis DEBRAND

Docteur en médecine de la Faculté de Paris.

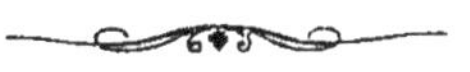

PARIS

A. DELAHAYE ET E. LECROSNIER, LIBRAIRES-ÉDITEURS

Place de l'Ecole-de-Médecine

1882

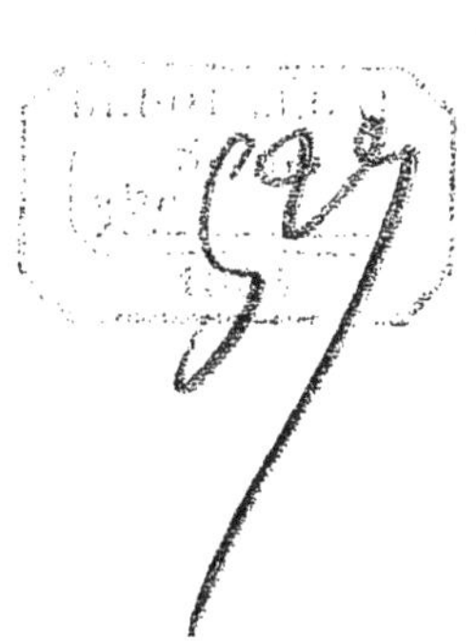

DU TRAITEMENT

DE LA

PÉRITONITE AIGUE

AVANT-PROPOS.

Pour mener à bonne fin ce travail, deux voies nous étaient ouvertes. Compulsant les documents plus ou moins altérés que fournit la statistique, nous aurions pu conclure des faits publiés au meilleur traitement de la péritonite ; mais cette façon d'agir a un vice capital, signalé depuis longtemps, et partant ne saurait conduire qu'à des résultats entachés d'erreur. La statistique en effet n'embrasse pas tous les cas ; beaucoup restent dans l'ombre, car si l'on s'empresse de publier un succès, on passe volontiers les revers sous silence. « Par conséquent en se fondant sur la statistique la médecine ne pourrait jamais être qu'une science conjecturale : c'est seulement en se fondant sur le déterminisme expérimental qu'elle deviendra une science vraie, une science certaine. »

C'est cette voie que nous avons suivie.

Demandant à l'expérimentation sur les animaux la confirmation des faits que nous a enseignés la clinique, nous avons cherché à établir sur des bases solides un traitement dont la puissance est grande, mais que l'on est loin d'estimer à sa juste valeur.

Quelque concluantes que soient nos expériences, nous ne prétendons pas avoir indiqué la panacée de la péritonite. « En effet, dit Claude Bernard, il n'y a rien d'absolu dans le traitement des maladies, tout y est relatif et subordonné à une foule de causes. Si vingt fois de suite on a traité une maladie avec succès, rien ne prouve que le vingt et unième cas doive rentrer dans cette bonne série et n'aura pas au contraire une issue funeste ». Cette réflexion paraît juste ; mais on ne saurait nier cependant que si vingt fois de suite un traitement se montre efficace, il y a de grandes présomptions pour penser que sa puissance ne se bornera pas là.

Quoi qu'il en soit, nous avons voulu simplement attirer l'attention sur une méthode que la médecine expérimentale et la médecine clinique s'accordent à reconnaître excellente la plupart du temps. Il importait de bien mettre en relief tout le profit que l'on en peut tirer, les indications que l'on trouve à se sujet dans les livres n'étant pas suffisamment détaillées pour que l'on puisse se faire une juste idée de ses avantages.

Nous espérons que nos efforts ne resteront pas stériles. « En effet, nous disait M. le professeur Th. Billroth, de Vienne, dans une longue lettre que nous avons eu l'honneur de recevoir de lui, en effet, la gravité d'une affection ne doit pas décourager le médecin, mais au contraire le rendre plus opiniâtre à rechercher un moyen capable de triompher du mal. Ce que nous aurons été impuissants à accomplir, une génération médicale nouvelle, s'inspirant de nos travaux, s'en emparera et mènera à bien l'œuvre commencée. C'est à l'avenir de l'humanité tout entière que profiteront nos communs efforts à perfectionner la science. »

Guidé par cette pensée, nous apportons notre pierre à l'édifice commun. Puissions-nous réussir à le consolider.

Quelques lignes suffiront à indiquer la marche que nous avons suivie. Nous étudions tout d'abord deux modes de traitement jouissant d'une certaine faveur auprès des médecins, à savoir les émissions sanguines locales et l'administration du mercure. Nous montrons que tout traitement de la péritonite doit avoir le repos pour base. Dans un quatrième chapitre, nous faisons l'étude de la glace et de ses avantages dans la question qui nous occupe. La longueur de ce chapitre est proportionnée à l'importance que nous attribuons à ce puissant agent. Après quelques considérations sur l'opium, nous rapportons les expériences propres à justifier le traitement que nous préconisons.

Enfin, nous terminons par quelques mots sur l'hygiène à suivre dans la péritonite et par le traitement chirurgical de cette affection.

PRÉLIMINAIRES.

Sous le nom de péritonite aigüe, nous comprenons toute péritonite qui n'est pas chronique, et dont l'issue, favorable ou funeste, ne met que quelques jours à se décider. Maintenant, que cette maladie soit primitive, c'est-à-dire produite d'emblée par une cause extrinsèque ou intrinsèque, portant immédiatement son action sur les différents points de l'organisme susceptibles d'être le point de départ d'une péritonite, ou bien, ce qui est plus fréquent, est-elle secondaire, et alors consécutive à une lésion des nombreux organes en connexion avec le péritoine ; dans ces divers cas, c'est à un seul et même mode de thérapeutique qu'il faut s'adresser pour en triompher.

Dans cette définition, nous ne faisons pas rentrer les péritonites aiguës dépendant d'un état général (maladie de Bright, rhumatisme, etc)., à cause de leur rareté relative ; d'ailleurs, en présence d'un cas de ce genre, il sera facile, d'après ce que nous dirons, de se tracer une ligne de conduite.

De même, au point de vue du traitement, nous ne faisons aucune distinction entre les péritonites aiguës partielles et les péritonites aiguës générales, car il est bien évident que si l'on se rend maître d'une inflammation généralisée à tout le péritoine, a fortiori saura-t-on triompher d'une phlegmasie circonscrite de cette séreuse.

Nous passons complètement sous silence les divers symptômes auquels cette affection donne lieu ; ils sont décrits dans tous les livres classiques beaucoup mieux que nous ne saurions le faire. Nous voulons simplement résoudre ce problème thérapeutique : Étant donnée une péritonite aiguë, quel est son traitement ?

Qu'on ne s'attende pas à trouver dans le cours de ce travail un chapitre distinct pour telle ou telle variété de péritonite, car cette façon de procéder nous obligerait à des répétitions tout au moins inutiles. D'ailleurs, la définition que nous donnons de cette maladie élimine toute discussion. Assurément, il est très logique de baser le traitement d'une affection sur son étiologie ; mais dans ce cas, il faut que celle-ci soit parfaitement élucidée pour qu'on ne tombe pas dans le domaine des hypothèses et de la théorie. Ainsi, dans la maladie qui nous occupe, à côté d'influences bien déterminées il en est un grand nombre qu'on ne connaît pas. Nous ne citerons que la péritonite puerpérale, qui suscite encore chaque jour des discussions stériles. S'il était prouvé qu'un principe virulent spécial la produit, c'est à sa destruction que devraient tendre tous les efforts du médecin ; mais on ne sait rien de précis à cet égard ; aussi la thérapeutique doit avoir pour but principal, sinon unique, de combattre l'affection locale. Dans ce cas, comme dans tous les autres, c'est donc à l'inflammation seule du péritoine qu'il faut s'adresser.

CHAPITRE PREMIER.

DU REPOS.

Parmi les maladies si nombreuses et si variées qui constituent le cadre nosologique actuel, on n'en saurait trouver une seule exigeant un repos plus complet que l'affection qui nous occupe. Si les auteurs qui ont traité de la péritonite ont gardé sur ce sujet un silence absolu, c'est que, frappés par la gravité de ses premiers symptômes, ils ont dédaigné les détails, et se sont bornés à indiquer grosso modo les moyens à mettre en œuvre. Le premier de ces moyens, celui dont on ne parle pas, c'est le repos. Qu'on nous permette donc d'insister sur la nécessité où se trouve le médecin de faire cette recommandation aux malades atteints de péritonite.

Pendant la période aigüe, point n'est besoin de l'ordonner : il s'impose ; et la douleur que le moindre mouvement fait ressentir au patient est la meilleure sauve-garde de son immobilité. Mais il n'en est plus de même à la période de déclin de l'affection. Les malades, sans en avoir conscience, impriment à leur péritoine toutes sortes de mouvements dont les conséquences trop ordinaires sont de réveiller la douleur et l'inflammation qui étaient à peine apaisées ; ou encore de provoquer un phlegmon du ligament large, une pelvi-métrite, une pelvi-péritonite, quelquefois même une péritonite hémorrhagique ; toutes affections dues à ce que les organes en contact avec le péritoine ont fonctionné avant que celui-ci fût revenu à son intégrité primitive.

Nous pourrions trouver dans les auteurs des faits venant étayer cette manière de voir. Nous préférons nous en tenir, autant que faire se pourra, à notre propre fonds, et citer comme preuve de ce que nous avançons l'observation suivante, laquelle sera en même temps un exemple de guérison d'une péritonite traitée de la façon que nous préconisons, c'est-à-dire par des applications de glace sur l'abdomen, et par l'absorption de hautes doses d'opium.

OBSERVATION I (personnelle).

Péritonite iliaque. Traitement par la glace et l'opium ; guérison momentanée. Nouvelle période aiguë. Guérison définitive.

Mme I..., domiciliée à Paris, rue Soffroy, 29 ans, primipare.

Elle accouche le 3 septembre 1881 d'un enfant mâle très bien conformé. Le 8 septembre, sans cause connue, Mme I.. se plaignit de souffrir dans le côté droit lorsqu'elle toussait, et en effet, à la palpation, le point du ventre indiqué par la malade était douloureux, frisson léger ; peau chaude ; pouls 84. Traitement : diète ; julep avec 0,05 centigrammes d'acétate de morphine, dix sangsues ; cataplasmes laudanisés.

Le 9. Même état, même traitement.

Le 10. Il y a eu des vomissements pendant la nuit ; la langue est blanche et sèche ; la malade a perdu l'appétit, le flanc droit est douloureux spontanément et à la pression ; il est le siège d'une tuméfaction assez vague.

Selles diarrhéiques, lochies normales, météorisme. Traitement : petits morceaux de glace à l'intérieur, potion avec 0 gr. 20 cent. d'extrait thébaïque à prendre dans les vingt-quatre heures, une vessie pleine de glace sur la fosse iliaque droite. Le soir la température axilliaire est de 39°, 6 et le pouls à 124. Opium pendant la nuit, 0 gr. 20 cent.

Le 11. Temp. 39°, pouls 102. La fosse iliaque et les parties voisines ne sont plus aussi douloureuse. On circonscrit plus nettement la tuméfaction, le toucher vaginal ne fournit aucune indication, plus de vomissements.

Le même traitement est continué.

Le 12. Temp. 38°, 4. Facies meilleur, ventre plus souple. Langue humide, la tuméfaction de la fosse iliaque est moins apréciable. Traitement : vessie de glace, la dose d'opium est diminuée de moitié. Un potage au lait, vin de Bordeaux froid.

Le 13. Le mieux continue, tout fait espérer une prompte guérison.

On vient annoncer à la malade qu'elle a fait une perte d'argent considérable. Cette nouvelle la met dans une agitation extrême et même elle commet l'imprudence de se lever.

Le 14 Nuit très mauvaise. Temp. 40° ; facies altéré ; ventre douloureux spontanément et surtout à la pression ; vomissements bilieux. Traitement : une vessie de glace sur tout l'abdomen, opium à l'intérieur comme plus haut, boissons glacées.

Le 15. L'état de Mme I... ne s'est pas sensiblement modifié.

Le 16. Temp. 38° ; pouls plus plein et moins fréquent. Plus de vomissements, encore une légère douleur à la pression dans la fosse iliaque droite.

Le 17. Température normale, facies meilleur, la tuméfaction iliaque existe seule, un large vésicatoire volant camphré est appliqué pour en favoriser la résolution.

L'appétit étant revenu, la malade mange un œuf à la coque et deux potages au lait, elle les supporte bien. Quelques jours après on cesse tout traitement, et le 30 septembre Mme I... est complètement rétablie.

Il est évident que la recrudescence des douleurs qui se manifesta alors que Mme I... entrait en convalescence est due à l'imprudence qu'elle avait commise. Peut-être aussi, la mauvaise nouvelle qu'on lui avait apportée n'a-t-elle pas été tout à fait étrangère à cet état de choses.

Il faut par conséquent veiller à ce que les malades soient dans une quiétude d'esprit absolue. L'agitation corporelle occasionnée par un état moral peu satisfaisant produit les plus fâcheux résultats, et, dans une affection, où la dépression des forces est portée à un degré extrême, il faut ménager le plus possible le système nerveux des malades.

On vient de voir qu'il faut garder un repos complet au lit; même pendant, surtout pendant la convalescence. Le médecin doit se montrer sévère sur ce point, afin que sa condescendance aux désirs d'un malade ne vienne pas compromettre le succès si péniblement acquis. Lors donc qu'on formule, en ville, un traitement de péritonite il ne faut pas regarder comme inutile l'inscription de ce conseil sur l'ordonnance. On mettra de la sorte sa responsabilité à l'abri : verba volant, scripta manent ; et au cas où, par le fait d'une infraction à ce conseil, la maladie se terminerait par la mort, le médecin n'aura d'abord aucun reproche à s'adresser, et ensuite l'entourage du malade ne pourra pas lui imputer une faute qu'il avait prévue. Nous insistons un peu longuement sur ce point parce que trop souvent on a à se repentir de ne pas avoir fait garder le lit au malade pendant un temps suffisant ; parce qu'aussi nous avons vu plusieurs fois l'imprudence du malade, quelquefois même du médecin, occasionner une rechute comme celle que nous avons consignée dans notre observation.

Qu'on nous permette maintenant d'appeler l'attention sur un petit détail de clinique qui n'a pas été signalé ; il nous semble néanmoins avoir une grande importance pratique.

Les malades atteints de péritonite ne doivent pas essayer de se soulever, car ce mouvement leur est très préjudiciable. En effet, les physiologistes sont unanimes à reconnaître qu'un individu, dans le décubitus dorsal, ne peut soulever sa tête du plan horizontal, qu'en mettant en jeu presque toutes les puissances musculaires de son organisme. Plus que tous les autres, les muscles de l'abdomen prennent part à ce mouvement. Or, qu'on ne l'oublie pas, la contraction de ces muscles puissants et particulièrement des muscles droits, imprime à la séreuse un mouvement, qui, physiologiquement, se traduit la plupart du temps par une douleur assez vive pour replonger le malade dans son immobilité première, et pathologiquement par une exarcerbation inflammatoire.

Il faut donc recommander aux malades de ne point essayer de soulever leur tête, et même il serait préférable que la partie supérieure de leur corps fût presque parallèle au plan snr lequel repose le bassin ou à peine plus élevée, pour ne pas occasionner la gêne des mouvements respiratoires.

Les rapports sexuels doivent être rigoureusement proscrits, au moins pendant une période de six semaines, à dater de la fin de la convalescence, lorsque la péritonite a été causée par une lésion des organes du petit bassin. Quand la péritonite a une autre origine peut-être y a-t-il lieu de se montrer moins sévère. Cependant il vaut mieux pécher par excès de prudence. Aucun malade n'a eu à se repentir d'avoir différé le coït. Combien y en a-t-il au contraire qui ont payé de leur vie leur imprudence à le pratiquer trop tôt! Pour bien comprendre le danger que présentent les rapports sexuels à cette époque, on n'a qu'à se représenter l'état de congestion où se trouvent les organes intéressés par le coït. Si l'on ajoute à cela que l'inflammation du péritoine, à peine disparue, est encore à l'état latent, et reparaîtra au moindre excitant, on concevra que la prudence la plus élémentaire invite à l'abstention.

Pour montrer quelles graves conséquences le coït prématuré peut entraîner chez les femmes relevant d'une péritonite, nous citerons l'observation suivante qui nous est personnelle, ainsi, du reste, que toutes celles que nous rapportons dans le cours de ce trvail.

OBSERVATION II (personnelle).

Péritonite généralisée. Traitement par la glace et l'opium à haute dose. Guérison. Phlegmon du ligament large droit. Incision. Guérison définitive.

Mme R.., 98, boulevard des Batignolles, âgée de 28 ans, réglée à 12 ans, mariée à 16 ans. La menstruation régulière, mais abondante jusque là, cessa de l'être après la naissance de son premier enfant, laquelle eut lieu environ un an après son mariage. Depuis elle devint mère de nouveau et fit deux fausses couches : l'une de deux mois et l'autre de quatre. Il n'y a à noter dans ses antécédents aucune autre particularité.

Le 7 janvier 1881 à dix heures du soir, Mme R..., étant enceinte de quatre mois, tomba accidentellement du deuxième étage. Deux ou trois heures après douleurs abdominales et écoulement sanguin par la vulve. La malade n'appelle pas de médecin et continue à vaquer à ses occupations. Le surlendemain à midi, elle avorta. Deux jours après, alors que l'état de la nouvelle accouchée paraissait aussi satisfaisant que possible, elle eut pendant une heure un grand frisson, accompagné de claquement de dents. Après le frisson, température axillaire 40° ; pouls 108°.

Le ventre est douloureux au niveau du flanc droit. Langue blanche, anoxerie, toux, céphalalgie, selles normales.

Traitement. — Onctions d'onguent napolitain belladoné à hautes dose, cataplasmes de farine de lin, tisane pectorale.

Le 12 au matin, T. A. 39°,8 ; facies péritonéal, langue sèche, ventre tendu. Lochies légèrement fétides et à ce point irritantes que leur contact occasionne de l'érythème des cuisses. Râles bronchiques disséminés dans le poumon droit.

Traitement. — Les cuisses sont saupoudrées de poudre de lycopode, injections vaginales d'eau de camomille phéniquée.

A l'intérieur : alcoolature d'aconit XX gouttes. Dans la journée, à prendre d'heure en heure, dans un pain azyme, un des paquets suivants :

℞ Sulfate de quinine. . . . . . . 1 gr. 20 cent.
  Extrait thébaïque. . . . . . 0 gr. 24 cent.
   F. S. A. 24 paquets.

Comme régime, nous permettons simplement de petits morceaux de glace, du bouillon et du vin de Bourgogne glacés.

Le soir, T. A. 40°; P. 114°. Vomissements verdâtres, selles diarrhéiques, dyspnée, douleur abdominale plus prononcée. Même traitement, de plus une vessie de glace sur le ventre.

Le 13 au matin, T. A. 40°; P. 120°; hoquet, météorisme, matité dans la fosse iliaque droite, douleurs spontanées nulles, anurie, suppression des selles, langue noirâtre; pas de toux : même traitement.

Soir, T. 39°; P. 104° ; plus de hoquet, état général meilleur.

Le 14. Face moins tirée; langue plus humide. T. A. 38°,5; P. 98°. Plus de vomissements, lochies moins fétides: même traitement.

Du 15 au 23, l'état de la malade redevient normal; la langue se nettoie, la température reprend le chiffre ordinaire de 37°,5; les garde-robes ont lieu à partir du 20, les lochies ont perdu leur odeur et le ventre n'est plus douloureux. La glace et l'opium sont supprimés progressivement

Le 24. La malade nous fait appeler : le pouls est fort et accéléré, le visage pâle; dans la fosse iliaque droite souffrance très vive. L'appétit qui était revenu a disparu. Traitement : repos au lit; cataplasmes laudanisés, diète.

Dans la nuit du 23 au 24, Mme R... avait eu des rapports avec son mari, malgré la défense expresse qui lui en avait été faite.

Le 26. L'exploration de la fosse iliaque droite fait constater une vague tuméfaction profonde, et par le toucher on sent de l'empâtement dans le cul-de-sac latéral droit du vagin. Pendant la nuit, petits frissons répétés.

Le 27. T. A. 38°,6 ; la tuméfaction devient plus sensible.

Pendant plusieurs jours, oscillations dé la température matin et soir, frissons, douleurs lancinantes, sueurs, amaigrissement. Il est probable que du pus est en voie de formation. La tumeur occupe un espace limité en haut par une ligne tirée de l'épine iliaque antéro-supérieure à l'ombilic, en bas par le ligament de Fallope, sur les côtés par la ligne blanche ; les culs-de-sac du vagin sont libres.

Le 12. Ponction avec le trocart n° 2 de l'appareil Dieulafoy ; il s'écoula un peu de pus.

Le 14. La fluctuation est devenue appréciable, la tumeur fait saillie au-dessus de l'arcade crurale.

Nous faisons, sous le chloroforme, une incision de 8 centimètres. Il en sort un pus épais et verdâtre, mélangé de flocons pseudo-membraneux. Après l'opération, le pouls se relève et la guérison suit son cours sans être désormais troublée.

Le 15 mars, la malade a recouvré suffisamment ses forces pour quitter le lit. Depuis la guérison s'est maintenue.

Nous avons pensé qu'il était intéressant de rapporter complètement l'histoire de cette malade, aussi bien ce qui a rapport à la péritonite guérie par le traitement que nous préconisons, que ce qui touche le phlegmon du ligament large droit survenu en dernier lieu. A ce propos, nous rappelerons que lors de la péritonite généralisée, la douleur fut plus vive dans la fosse iliaque droite, et de prime abord on serait porté à voir dans cette collection purulente une péritonite iliaque suppurée ; mais si l'on considère la marche de la maladie, son début, son développement et les symptômes qui l'ont accompagnée, on verra que l'on avait réellement affaire à un phlegmon du ligament large, lequel, existant déjà en puissance, n'a été constitué qu'à l'apparition d'une cause occasionnélle suffisante pour le produire.

Nous ne prétendons pas que l'acte sexuel sera nécessairement suivi d'un résultat aussi fâcheux, nous donnons seulement cet exemple, afin de montrer que cet effet peut se produire. Il est du reste évident que cet accident sera d'autant plus à redouter que l'acte sera plus rapproché du début de la convalescence.

Il est encore un genre de repos qu'il faut savoir respecter et au besoin amener : nous voulons parler du repos des intestins. Cette considération est d'une importance capitale. Au début de la péritonite, la constipation existant généralement, on n'a pas trop à se préoccuper de l'état des garde-robes ; mais que la diarrhée survienne, ou qu'exceptionnellement (dans la péritonite puerpérale elle est de règle) elle existe d'emblée, on se trouvera en face d'un danger véritable, dont il faut se rendre maître, car il y va de la vie des malades. En effet, la diarrhée déprime les forces et épuise rapidement ceux qui en sont atteints. Si l'on réfléchit que l'organisme ne présente qu'une force de résistance excessivement restreinte, on aura une idée de l'urgence qu'il y a à faire disparaître au plus vite ce symptôme inquiétant. C'est ce à quoi on arrive, rapidement et sûrement, par l'administration de l'opium. Comme nous en parlerons plus loin avec détails, nous n'insisterons pas ici sur son mode d'administration et les bons résultats qu'il produit.

Il y a une question dont la solution trouve ici sa place. Doit-on purger un malade atteint de péritonite? Avant d'y répondre directement, qu'on veuille bien lire l'observation suivante.

OBSERVATION III (personnelle).

**Péritonite généralisée. Traitement par la glace et l'opium
à haute dose. Guérison.**

Mme S.., 26 ans, mariée depuis cinq ans. Menstruation toujours régulière. Elle eut un enfant il y a quatre ans. Depuis elle fit deux fausses couches probablement naturelles, c'est du moins ce qui ressort de l'interrogatoire de la malade. Le 3 octobre 1882, nouvelle fausse couche provoquée cette fois par une prétendue sage-femme. (Introduction dans l'œuf d'une aiguille recourbée, que la malade a très bien vue.)

Le produit de la conception avait environ deux mois.

Le 4. Frisson d'une singuliére intensité. Tremblement des dents et de tous les membres, une heure de durée. T. A. 41°; P. 150°. Le soir même, abdomen douloureux spontanément et à la pressîon. Diarrhée, lochies naturelles.

Traitement. — Vingt sangsues à l'endroit le plus douloureux, cataplasmes de farine de lin après onctions d'onguent napolitain belladoné, injection de morphine, diète, julep laudanisé.

Le 5. T. A. 38°,8; P. 102° ; langue blanche, anorexie absolue, la diarrhée continue et les lochies deviennent fétides.

Même traitement. Injections vaginales phéniquées.

Le 6. Nuit très agitée; T. A. 40°; P. 132°, petit et serré. Peau très chaude, langue sèche et noire; vomissements verdâtres, hoquet, météorisme considérable. Ventre extrêmement douloureux. Pas de selle.

Traitement. — Une vessie de glace en permanence sur l'abdomen.

Injections fréquentes d'eau phéniquée (1 gramme p. 100). Alcoolature d'aconit XXX gouttes dans un julep gommeux. Potion avec 0 gr. 24 cent. d'extrait thébaïque à prendre dans la journée.

Le soir, l'état de la malade n'est pas empiré. T. A. 39°, 8. P. 136. Pendant la nuit 0 gr. 24 cent. d'opium.

Le 7. L'état de la malade est à peu près le même, les traits sont altérés ; la dose d'opium est doublée ; stupeur.

Le 8. Nuit sans sommeil, mais assez calme. T. A. 38°, 6, P. 112. Langue moins sèche, plus de vomissements, plus de hoquet. Abattement général. Même traitement.

Le 9. Le mieux continue. Temp. 38°, 2 ; le pouls est plus fort.

Le 11. L'appétit de Mme S... se réveille : elle mange un œuf à la coque peu cuit et un tapioca au lait. La glace et l'opium sont retirés peu à peu ; et progressivement elle reprend son régime habituel.

Le 14. La malade n'est pas allée à la selle depuis huit jours. Ses parents, inquiets, lui conseillent une purgation. Elle prend 60 grammes de sulfate de soude, elle en vomit une partie, le reste provoque deux garde-robes. Le soir, la peau est plus chaude qu'à l'état normal. Mme S... est agitée. T. A. 39° ; le ventre est redevenu sensible.

Le 15. Vomissements, etc., en un mot tous les symptômes de la péritonite réapparaissent ; néanmoins ils présentent moins de violence que la première fois. Même traitement, opiacés à moins haute dose.

Le 23. La malade est mieux, et la convalescence se passe sans présenter aucune particularité.

Le 3 novembre, elle quitte le lit. Depuis, bonne santé.

Cette observation montre qu'il ne faut pas purger à la légère les malades dont le péritoine est enflammé ou vient de l'être. C'est cette raison qui nous fait complètement rejeter l'emploi des purgations et des vomitifs dans le traitement de la péritonite. Le bénéfice qu'on pourrait en retirer, lorsqu'on a affaire à un état bilieux très prononcé, n'est pas compensé par les dangers qu'ils font courir au malade. Ils ne peuvent, disent MM. Siredey et Danlos, qu'être nuisibles par l'exagération des mouvements péristaltiques qu'ils provoquent inévitablement. Il est donc prudent de s'en abstenir.

On a peine à comprendre que les bains généraux aient été conseillés. Leur usage, évidemment, ne pourrait qu'être salutaire, si leur administration était possible. Mais comment s'y prendre ? Ce malade, à qui le moindre mouvement arrache des cris, peut-on espérer le transporter de son lit à la baignoire ? Si l'on y parvient, ce ne sera la plupart du temps qu'après avoir imprimé au péritoine une nouvelle poussée inflammatoire, après avoir transformé une péritonite partielle en péritonite généralisée, après avoir rompu une adhérence, etc. A notre avis donc, les bains dans la période aiguë de cette affection constituent un mode de traitement déplorable. Cependant, lorsqu'elle tend à la chronicité, les bains pourront être utiles, en tous cas ils ne seront pas nuisibles, si l'on a soin de prendre toutes les précautions nécessaires pour ne pas exposer les malades aux diverses conséquences d'un refroidissement.

Cette nécessité du repos est tellement impérieuse que nous ne permettons pas aux malades atteintes de péritonite puerpérale de prendre des injections vaginales avec les appareils ordinaires, lorsque leurs lochies viennent à se putréfier. Ces divers appareils, en effet, dont l'irrigateur est le type perfectionné, exigent que la malade se soulève, pour permettre à la personne chargée de la soigner de placer sous son bassin un vase destiné à recevoir le liquide médicamenteux qui vient d'irriguer le vagin.

Nous conseillons de se servir dans ce cas de l'appareil de Maisonneuve, dont la description se trouve dans les traités de petite chirurgie. Nous ne ferons que rappeler sa construction et son but.

La pièce principale de cet irrigateur est un cylindre, formant tête d'arrosoir, auquel viennent aboutir trois tubes de caoutchouc vulcanisé. Le premier de ces tubes plonge par une de ses extrémités dans un vase contenant le liquide à injecter et placé à une certaine hauteur auprès du lit. L'autre extrémité du tube arrive, dans le cylindre, au point où commence un second tube d'une longueur quelconque, destiné à conduire hors du lit de la malade le liquide qui a servi à l'injection. Le troisième tube se rend à une ampoule de caoutchouc qui entoure le cylindre et sert à la gonfler, lorsqu'on l'a introduite dans le vagin. Un robinet placé sur le trajet de ce tube sert à empêcher la sortie de l'air et maintient l'ampoule gonflée.

Par ce moyen, on peut donner une injection à la malade sans lui imprimer le moindre mouvement. Dans le cas particulier, cet avantage est considérable, car il permet de ne pas interrompre l'application de la glace pendant l'injection, ce qui doit avoir lieu nécessairement avec tout autre appareil.

Comme on le voit, par les quelques considérations que nous venons de présenter, le repos complet, lors de l'inflam-

mation du péritoine, est un premier pas fait vers la guérison.

Ces conseils pourraient, de prime abord, paraître super-
flus si, comme nous le disions plus haut, on ne considère
que la période franchement aiguë de l'affection ; mais, lorsque l'inflammation ralentit sa marche et permet de nouveau
le mouvement au malade, le moindre écart peut avoir pour
lui les plus graves conséquences. A ce moment, on ne saurait donc y prêter une trop grande attention.

CHAPITRE II.

DES ÉMISSIONS SANGUINES.

Le repos absolu au lit est, il est vrai, une condition *sine qua non* de tout traitement de la péritonite , mais il ne doit être qu'un adjuvant ; et il ne faut pas oublier que le traitement de cette maladie doit être essentiellement actif.

Parmi les moyens à mettre en œuvre, et ils sont nombreux, on a coutume de mettre en première ligne les émissions sanguines, soit locales, soit générales ; mais qu'on se garde bien d'accorder la même valeur aux unes et aux autres : car dans une affection qui exige de l'organisme une force de résistance aussi considérable, il faut être économe du sang des malades.

Une large saignée du bras, disent Hardy et Béhier, sera pratiquée et répétée dans un bref délai. Broussais et Grisolle expriment la même opinion. Celui-ci dit même qu'il ne faut pas craindre d'appliquer aux malades cinquante et même cent sangsues. Pour comprendre combien une pareille pratique serait désastreuse en ses résultats, qu'on veuille bien suivre le calcul suivant :

L'Académie de médecine, dit M. Boursain, a proposé de ne livrer à la consommation que des sangsues pesant plus de 2 grammes. Il en est cependant qui n'atteignent pas ce chiffre et qui sont capables de retirer jusqu'à quatre fois leur poids de sang. Les moyennes, qui sont généralement les seules employées, pèsent de 2 à 4 grammes, et elles peuvent extraire jusqu'à 6,90 fois leur poids. En sorte que si une sangsue pèse 4 grammes, le poids de sang extrait après l'application du cataplasme sera :

$$P = 4 \times 6,90 + \frac{2}{3} (4 \times 6,90) = 46 \text{ grammes.}$$

On sait que quand la sangsue s'est détachée et qu'on continue l'hémorrhagie par des moyens actifs, par exemple des cataplasmes chauds, la quantité de sang qui s'écoule ainsi est environ les 2/3 de celle prise par les sangsues. P représente le poids de la sangsue.

Une sangsue pesant 4 grammes peut donc retirer jusqu'à 46 grammes de sang. Si nous nous bornons à une moyenne de 30 grammes par sangsue, on voit que cent sangsues retireront environ 3,000 grammes de sang : c'est la mort du malade, car le système vasculaire tout entier n'en contient que six litres.

Il faut donc montrer une grande circonspection dans l'emploi de ce moyen thérapeutique, et ne pas prescrire à la légère quarante ou cinquante sangsues. On doit auparavant considérer si le sujet à la circulation duquel on va soustraire une quantité de sang aussi considérable est en état de supporter cette perte et de la réparer assez tôt pour que mort ne s'ensuive pas. Cela est surtout applicable à la nouvelle accouchée atteinte de péritonite, en raison des pertes de sang qu'elle a éprouvées au moment du travail, de la diète relative à laquelle elle a été condamnée, de l'épuisement qui résulte pour elle de l'existence de plusieurs sécrétions physiologiques, telles que les lochies, le lait, les sueurs, etc. En cet état, la femme est suffisamment anémiée pour qu'on hésite à lui soustraire une nouvelle quantité de sang. Par conséquent les saignées générales qui font perdre en un instant trop de sang aux malades, et n'ont pas un effet local assez marqué, doivent être à peu près bannies de la pratique.

Cependant il n'en reste pas moins avéré, en ce qni concerne les émissions sanguines locales, que l'on peut retirer de grands avantages de l'emploi des sangsues en nombre modéré et des ventouses sèches ou mieux scarifiées. Auxquelles doit-on donner la préférence ? Ici les avis sont partagés. « J'aime mieux en général, dit Hervieux, les applications de ventouses scarifiées, qui ont le double avantage d'être expéditives et de n'extraire que la quantité de sang voulue ; l'application des sangsues est toujours lente et fournit tantôt plus, tantôt moins de sang qu'on ne l'aurait désiré. Je n'ai presque jamais vu l'application des ventouses scarifiées dans la péritonite n'être pas suivie de l'apaisement des douleurs, d'une diminution dans la tuméfaction de la partie enflammée, de l'amoindrissement de la fièvre, en un mot d'une sédation et d'uu bien être que les malades ne manquent jamais de faire remarquer.

«Toutefois, continue M. le Dr Hervieux, l'expérience m'a démontré qu'il ne fallait pas s'endormir sur ce succès initial. Il est rare que les accidents ne reparaissent pas le lendemain ou l'un des jours suivants. S'il y a de la fièvre, de l'inappétence, du malaise, il ne faut pas hésiter à recourir à une nouvelle application de ventouses scarifiées. Mais en général, quoi qu'il arrive plus tard, il ne faut pas pousser plus loin les évacuations sanguines. »

Il y a du vrai et du faux dans les paroles que nous venons de citer. M. Hervieux a raison de se montrer réservé à l'endroit des saignées locales ; mais la préférence qu'il donne aux ventouses ne nous paraît pas justifiée par la pratique, bien qu'en théorie elle soit fondée. En effet, selon la remarque fort exacte de Hardy et Béhier, la douleur du ventre est habituellement trop vive pour permettre l'application de la ventouse, et même, lorsque la sensibilité n'est pas aussi exquise, le soulèvement violent de la paroi abdominale par le vide de la ventouse est souvent intolérable : les sangsues seront donc préférées aux ventouses. Tel est aussi l'avis de M. Siredey, qui réserve les ventouses pour les cas où les applications de sangsues ne sont pas suivies d'une rémission suffisante dans la marche de l'inflammation et l'acuité de la douleur ; alors, pour ne pas produire chez les sujets une cachexie anémique redoutable, il emploie les ventouses qui permettent de mieux limiter la quantité de sang que l'on retire et qui produit en outre une action révulsive locale salutaire.

M. Siredey fait preuve, à notre avis, d'un grand sens clinique, quand il recommande de n'appliquer que 10 à 20 sangsues au maximum. « Cette quantité, dit-il, m'a toujours paru suffisante, quelquefois même excessive, à cause de la faiblesse et de l'anémie qui ont suivi. »

Cela est très juste ; et si d'un côté l'application de sangsues, en juste proportion, est suivie d'un précieux sentiment de bien-être, il n'en est pas moins vrai que, lorsqu'on dépasse le but, la maladie devient d'autant plus difficile à vaincre, car, dit Kaltenbrünner, il faut un certain degré de réaction organique pour obtenir la résolution d'une phlegmasie.

En terminant cet exposé critique et pratique des différentes opinions émises sur les avantages et les inconvénients des émissions sanguines de toute nature, nous ferons remarquer, avec M. le professeur Duplay, qu'on ne doit espérer obtenir un résultat satisfaisant que quand la péritonite n'est pas encore généralisée, car alors il faut mettre en œuvre des moyens plus énergiques.

Nous ajouterons que lorsqu'il s'agit d'une maladie aussi grave que celle dont nous parlons, il faut employer un langage plus précis. Nous sommes convaincu que la plupart des observations de péritonite guérie par les sangsues, ne sont que des cas de pelvi-péritonites. La vraie péritonite, l'inflammation totale de la séreuse abdominale, est plus rare qu'on ne le croit généralement. Evidemment, de nombreuses erreurs de diagnostic ont été commises : on croit à une péritonite généralisée parce qu'une inflammation localisée de la séreuse cause une douleur s'irradiant à tout l'abdomen. Cette erreur n'est pas préjudiciable aux malades, nous l'accordons, mais elle donne de la fréquence de la péritonite une idée tout à fait fausse et semble justifier la confiance trop exclusive que beaucoup de médecins accordent à la médication qui fait le sujet de ce chapitre.

CHAPITRE III.

Ce chapitre trouve tout naturellement sa place à côté de ce que nous avons dit des émissions sanguines, car dans la pratique ces deux genres de médication marchent de pair la plupart du temps. Il est en effet de règle vulgaire de faire suivre l'application des sangsues ou des ventouses de frictions d'onguent napolitain; on recouvre ensuite le ventre d'un large cataplasme de farine de graine de lin. Lorsque la douleur abdominale apparaît, ce traitement est bon, rationnel et doit être conseillé. Du reste, dans les observations que nous publions, c'est toujours ainsi que débutait le traitement.

Voici comment s'exprime M. le Dr Hallopeau, dans sa thèse sur l'action physiologique et thérapeutique du mercure, au sujet de la médication mercurielle dans le traitement de la péritonite :

« C'est surtout Velpeau qui a préconisé le mercure dans la péritonite, et notamment dans la péritonite puerpérale. Avant lui, Vaüdezande avait employé le calomel et les frictions; Laënnec l'avait prescrit dans la péritonite chronique; Chaussier l'avait aussi essayé, mais sans méthode. Velpeau voulait mettre le sang en peu d'heures dans des conditions telles, qu'il devînt impropre à fournir les éléments d'une phlegmasie grave; il donnait donc des doses énormes de mercure et sous toutes les formes. Il prescrivait le calomel et en même temps des frictions sur le ventre et les cuisses avec 30 ou 60 gr. d'onguent mercuriel. Trousseau alla jusqu'à la dose de 100 à 150 grammes en vingt-quatre heures, et Paul Dubois osa atteindre les doses de 500 et 750 grammes. Une pareille médication, justifiée par l'imminence du danger, produisait une intoxication mercurielle violente et rapide (lésions graves de la bouche, éruptions eczémateuses intenses, gangrènes); aussi Trousseau lui préféra-t-il la méthode de Law, et il annonça qu'en donnant le calomel à petites doses fréquemment répétées, il obtenait les mêmes résultats qu'avec les frictions. »

Les mercuriaux, dit Trousseau, sont considérés comme les antiphlogistiques les plus puissants que possède la matière médicale, et peut-être leur puissance est-elle plus grande que celle des émissions sanguines.

Si exagérée que soit cette opinion, elle n'en montre pas moins de quelle faveur a joui le mercure comme antiphlogistique; et, en fait, cela se conçoit : donné à haute dose, il apporte une perturbation considérable dans la constitution du sang, ainsi que dans les actes nutritifs, il détruit les hématies et peut-être s'oppose à leur régénération. Par les hypercrinies qu'il provoque du côté des glandes salivaires, du côté de l'intestin et du côté de la peau, il produit une spoliation énergique; on comprend donc que, par cette action complexe, il puisse s'opposer à la formation et à l'organisation ultérieure des exsudats plastiques et combattre ainsi les lésions phlegmasiques.

Mais, quelque séduisante que soit cette conception, il faut avouer que l'école moderne, moins théorique et plus éclairée, regarde comme exagérée cette action antiphlogistique du mercure, au moins en partie, et n'était l'autorité, de Velpeau et de Trousseau, il est probable qu'on serait moins engoué des effets qu'il peut produire.

Loin de nous cependant la pensée de refuser au mercure toute efficacité dans le traitement de la maladie que nous étudions! Nous voulons simplement faire remarquer qu'on éprouverait souvent de la déception, si l'on accordait à cet agent une puissance plus grande qu'elle ne l'est en réalité.

Comme on l'a vu par les paroles de M. le Dr Hallopeau, que nous avons rapportées plus haut, si l'on veut obtenir quelque effet du mercure, il faut employer des doses énormes. Le mot énorme, ne veut pas dire qu'il faille employer par jour presque un kilogramme d'onguent napolitain, comme le faisait Paul Dubois. Il ne faut pas non plus manier cet agent avec une timidité qu'eût enviée Jean Alménar (1512), qui permettait seulement trois frictions en six jours (sexta die, sint factæ tres unctiones). Il est du reste fort difficile de fixer un chiffre, étant donnée la susceptibilité si variable des sujets; mais en général 50 ou 60 grammes en frictions par jour constitueront une dose suffisante. Ces onctions seront faites sur l'abdomen et sur les cuisses; il faut avoir soin de laver préalablement ces parties, afin que l'épiderme, dépouillé de tout élément étranger, permette la pénétration facile du mercure dans l'organisme.

« Les frictions avec l'onguent mercuriel, dit Fleischer, font pénétrer les particules dans les couches les plus superficielles de l'épiderme, mais jamais plus profondément; on n'en trouve ni dans le corps de Malpighi, ni dans le chorion, ni dans les glandes, ni dans les follicules pileux ».

Ce n'est donc pas en nature que le métal pénètre soit dans le sang, soit dans les tissus.

Il n'entre pas dans notre cadre de rechercher par quelles modifications passe le mercure avant de se trouver en présence du sang ; nous dirons seulement que, selon toute probabilité, il est réduit à l'état d'albuminate d'oxyde de mercure. Ce sel ne reste pas longtemps renfermé dans l'appareil circulatoire : c'est ce qui nous explique pourquoi il faut que pendant toute la durée de la péritonite, le mercure soit administré sans interruption : Autrement l'action perturbatrice qu'il exerce sur les globules sanguins ne serait que passagère, et la phlegmasie reprendrait son cours, aussitôt que le sang serait redevenu normal.

A propos de cette action du mercure sur les globules rouges, nous ferons remarquer que si le métal était donné à faible dose, on produirait une action diamétralement opposée à celle que l'on cherche à obtenir. Il résulte en effet des recherches des docteurs Keyes et Wilbouchewitch que :

1° Le mercure pris en petite quantité détermine l'hyperglobulie; 2° le mercure pris à haute dose amène l'hypoglobulie.

Il faut non seulement administrer le mercure en frictions mais encore le faire absorber par la bouche. La préparation que l'on choisit alors est le protochlorure d'hydrargyre ou calomel. Le but que l'on se propose d'atteindre est le même qu'avec les frictions, à savoir la désorganisation des globules sanguins afin de s'opposer à l'inflammation. Ce médicament doit être donné lui aussi à doses élevées : de 0,05 à 0,10 cent. toutes les heures.

Cette méthode est, on le voit, extrêmement favorable au développement du mercurialisme aigu. « Ce n'est pas, dit M. Fournier, que le calomel ou l'onguent mercuriel exercent, plus que les autres préparations, une action élective sur la muqueuse buccale, mais par ce qu'ils sont administrés à

haute dose; si vous donnez, par exemple le sublimé à haute
dose, vous le verrez provoquer la salivation comme les mé-
dicaments dont nous parlons ».

D'ailleurs il faut tenir grand compte de l'idiosyncrasie :
« J'ai vu, dit le professeur Gübler dans ses Commentaires
thérapeutiques du codex, une glossite parenchymateuse et
des lésions de la bouche et de l'isthme guttural mettre la
vie en péril, à la suite d'une seule friction d'onguent napolitain faite sur l'hypogastre dans un cas de péritonite puerpérale ».

Quoi qu'il en soit, le mercurialisme aigu thérapeutique
guérit presque toujours et ne saurait être une contre-indica-
tion au traitement mercuriel, dans une affection compromet-
tant la vie des malades. De deux maux il faut choisir le
moindre.

Ce qui devrait plutôt faire renoncer au mercure, c'est la
diarrhée que le calomel provoque la plupart du temps. Or,
nous l'avons montré plus haut, le repos des intestins doit
être absolu, durant toute la maladie ; l'usage du médicament dont il s'agit ici, paraît donc irrationnel.

En résumé, la médication mercurielle intus et extra a été
mise en honneur et pratiquée par des médecins instruits ;
mais s'il a parfois quelque efficacité, il ne saurait un seul
instant être comparé au traitement que nous allons exposer.

CHAPITRE IV.

DE LA GLACE.

Du mode d'application de la glace.

Nous arrivons maintenant à un moyen d'une puissance incontestable ; le froid en applications locales.

Il y a bien longtemps que le froid est employé comme antiphlogistique, dans la méningite, par exemple ; mais le traitement de la péritonite par la glace est de date relativement récente. Dans les Archives de médecine de 1828, on trouve bien une observation rapportée par un médecin anonyme d'une péritonite traitée et guérie par la glace, puis çà et là quelques faits isolés se rencontrent : ce moyen énergique était donc jusqu'à une certaine époque, sinon ignoré, du moins manié avec une timidité qui ne pouvait en généraliser l'emploi. A Béhier revient l'honneur d'avoir introduit dans la pratique les applications froides en cas d'inflammation de la séreuse abdominale. Il est regrettable de ne pas voir ce moyen plus répandu.

Tout d'abord Béhier se servit de l'eau froide en irrigation continue. Voici la description de son modus agendi, faite pas M. le Dr Briaut, son élève :

Un seau d'eau froide, pendu à la traverse médiane du ciel de lit, portait en guise de siphon un long tuyau d'irrigation, dont le robinet avait pour ajutage un linge replié, débitant l'eau goutte à goutte: ce tuyau passait à travers les couvertures, soutenues par un cerceau, et l'eau tombant sur un paquet de charpie, préalablement imprégné d'eau froide, y entretenait l'abaissement de la température. Les bords du paquet de charpie reposaient latéralement sur une toile cirée très fine, et celle-ci disposée en rigole conduisait l'eau dans un vase placé à côté du lit de la malade.

Ce mode d'application du froid était difficile et défectueux: l'eau coulait un peu de tous côtés et mouillait le siège et les couches de la malade qui ne pouvait faire aucun mouvement sans crainte de déranger l'appareil.

« Pour obvier à tous ces inconvénients, dit M. Béhier, j'ai remplacé l'irrigation par l'application continuelle du froid humide. Un linge mouillé, plié en quatre, est appliqué sur le ventre. On place sur lui deux vessies en caoutchouc ou deux vessies de porc à moitié remplies de glace en morceaux concassés ; une alèze passée sous les lombes, et ramenéesurz le ventre, maintient les vessies en place, et permet par conséquent le mouvement au malade. Dès que la glace est complètement fondue elle doit être renouvelée : c'est en général toutes les heures et demie que ce changement devient nécessaire ; mais on comprend que rien n'est précis à ce sujet, et que la quantité de glace mise dans chaque vessie, la température du milieu ambiant, sont des conditions capables de faire varier le temps après lequel ce changement est nécessaire ».

Il faut rejeter absolument l'emploi de l'eau froide, car elle n'a pas un pouvoir réfrigérant suffisamment intense dans le cas particulier. On doit donc recourir aux applications de glace.

Comment l'appliquer ? Cette question nous paraît assez

importante pour que nous l'examinions avec soin. On se servira indifféremment, disent MM. Siredey et Danlos d'une vessie de porc ou d'un sac en caoutchouc ». A notre avis cela n'est pas du tout indifférent. Interrogeons en effet la clinique : quand on commence le traitement d'une péritonite par l'application sur l'abdomen d'une vessie de porc et que, en raisonde la mauvaise odeur exhalée par cette vessie sous l'influence de la chaleur et de l'humidité, on la retire pour mettre à sa place un sac en caoutchouc, qu'arrivet-il ? Le malade, n'éprouvant plus le même bien-être, le même effet sédatif, réclame le premier mode d'emploi de la glace. Dans la première observation que nous avons rapportée, le hasard seul nous a mis sur la voie de ce détail important. Depuis nous avons plusieurs fois provoqué à dessein ces effets différents obtenus à l'aide d'une vessie de porc ou de caoutchouc. Toujours les malades ont donné la préférence aux vessies de porc, malgré le léger inconvénient résultant de l'odeur qu'elles produisent assez rapidement.

Il serait donc très utile d'avoir à sa disposition un procédé rapide qui permît de faire disparaître cet odeur. Nous avons fait quelques recherches dans ce sens, malheureusement elles n'ont pas été couronnées de succès. Nous avons fait macérer les vessies dans divers liquides antiseptiques : permanganate de potasse, acide phénique, acide arsénieux. Dans tous les cas, la putréfaction est survenue dans l'espace de quelques jours.

Il n'y a qu'un moyen de parer à cet inconvénient, c'est de renouveler les vessies, avant l'apparition de cette mauvaise odeur, et comme celle-ci ne devient guère appréciable qu'après avoir subi au moins pendant huit heures le contact de l'humidité, on voit que cette précaution est facile à prendre.

Maintenant, comment maintenir la glace sur l'abdomen.

Doit-on, à l'exemple de M. Béhier, passer une serviette sous les lombes de la malade et la ramener sur le ventre? M. Béhier dit qu'en agissant ainsi, il procure au patient l'avantage de pouvoir se lever ! Avantage bien inutile dont il ne profitera jamais ! Un malade atteint de péritonite songera-t-il à se lever, alors que le moindre mouvement lui arrache des cris de douleur? D'ailleurs quand le simple poids des couvertures du lit est intolérable, quand la seule pression exercée par la glace contenue dans la vessie est pénible à supporter, il n'est pas rationnel d'admettre que le malade pourra rester ainsi sanglé dans une alèze.

Il vaut bien mieux, c'est d'ailleurs la coutume à peu près générale, suspendre le sac de glace au moyen d'un cerceau dont les points d'appui reposent sur le lit, de chaque côté du malade.

Nous avons vu plus haut que M. Béhier recommande de changer la glace toutes les heures et demie. C'est une mauvaise pratique. Le plus souvent dans l'espace d'une demi-heure, quelquefois moins, la glace est complètement fondue. Si alors on néglige de la renouveler, les douleurs ne tardent pas à reparaître : cette sensibilité est l'indice d'une réaction dont les suites peuvent être graves.

Cela est facile à comprendre.

Quand on met une partie quelconque des téguments en contact avec une source intense de froid, dit le Dr Labadie-Lagrave, il se produit aussitôt une contraction des vaisseaux les plus voisins. Par suite la peau et le tissu cellulaire sous-cutané recevront une moins grande quantité de sang, la lymphe et les sucs renfermés dans les lacunes interstitielles sont refoulés dans les organes profonds, ce qui est dû à la contraction des fibres lisses du derme et des parois vasculaires. Par suite aussi les échanges nutritifs entre le sang et les tissus qu'il irrigue se restreindront, la température dans le voisinage de la source du froid s'abaissera et les fonctions de l'organe refroidi perdront de leur activité.

Mais quand ce froid cesse d'agir on voit survenir immédiatement une-phase de réaction. Les vaisseaux jusque-là contracturés se relâchent et livrent passage à une plus grande quantité de sang. La circulation locale devient d'autant plus active que le sang, par suite de la dilatation des vaisseaux, éprouve moins de résistance à circuler. Il en résulte une suractivité des phénomènes d'osmose et des processus d'oxydation au point primitivement refroidi. Enfin par suite du relâchement paralytique des vaisseaux, il se produit également un abaissement local de la pression intra-vasculaire avec le ralentissement consécutif du cours du sang lequel se traduit par la congestion passive des tissus.

Ce qui a lieu pour le derme est applicable à toutes les parties influencées par la glace. Or nous verrons plus loin que les parties les plus profondes de l'abdomen subissent les effets du pouvoir réfrigérant de la glace. Il se produit donc dans toute l'étendue de la séreuse une congestion qui exaspère l'état inflammatoire où elle se trouve.

Il faut donc que l'application de la glace soit permanente. On fera bien d'avoir à sa disposition plusieurs vessies et avant d'enlever celle qui recouvre l'abdomen, on aura soin d'en tenir une autre prête à la remplacer, de cette façon il n'y aura pas dans le cours du traitement d'interruptions fâcheuses.

A quels signes reconnaîtra-t-on que la glace a été appliquée selon toutes les règles ?

Ce traitement par la glace inspire tout d'abord au malade un sentiment de crainte, de répulsion. Il faut souvent se montrer sévère pour faire accepter aux femmes un moyen aussi rigoureux ; mais cette frayeur n'est que passagère, car une fois la première impression désagréable passée, la douleur s'amende à un tel point que non seulement la glace n'est plus redoutée mais qu'elle est vivement désirée.

Bientôt après l'application du froid, la peau est rouge très froide et insensible ; quand la glace est fondue, ou lorsqu'on en cesse l'application, cette rougeur disparaît rapidement et la peau revient à son état normal : cette disparition de la rougeur est un excellent signe qui permet de reconnaître si le froid produit on non l'effet cherché.

Il sera prudent de surveiller la peau, surtout lorsque la vessie sera en contact direct avec l'abdomen. Dans ce cas l'effet antiphlogistique produit est plus intense ce qui doit peut-être engager le praticien à accorder la préférence à l'application immédiate de la glace sur les téguments. L'interposition d'un linge fait perdre à la glace une partie de sa puissance. Du reste on s'inspirera alors de l'intensité de l'inflammation et de la sensibilité plus ou moins exquise de la peau.

Quoi qu'il en soit, il y aura lieu de redouter la gangrène quand on verra une partie de l'abdomen en contact avec la glace, prendre une teinte bleuâtre : on en suspendra alors l'usage ; mais il faut savoir que cette gangrène est tout à fait superficielle et ne présente aucun danger. Elle retarde simplement la guérison complète du malade jusqu'à la cicatrisation parfaite de la partie éliminée. M. Béhier cite trois

observations de gangrène superficielle de la paroi abdominale : il n'y pas eu d'accident et la guérison n'en est pas
moins survenue.

Il est une précaution qu'on ne doit jamais négliger.

L'eau résultant de la fonte de la glace gagne les parties
déclives et entretient une humidité favorable au développement d'une inflammation thoracique. On aura donc soin d'en-
tourer les malades de linge chaud et sec, fréquemment re-
renouvelé.

Nous terminerons cet article par une remarque importante. Ce traitement est d'autant plus efficace que la glace
est appliquée à une période plus rapprochée du début de la
maladie.

« A la campagne, dit le Dr Briand, où la glace est difficile à se procurer, on peut la remplacer par l'eau froide. »
A la rigueur, cela pourrait se faire ; du reste, c'est l'eau
froide qui a servi au début du traitement de la péritonite par
le froid, vers 1862. Mais l'eau froide n'a pas un pouvoir
réfrigérant assez intense et, de plus, une fois en contact avec
les parties enflammées, elle ne tarde pas à s'échauffer. Pour
obtenir quelque résultat, il faudrait l'irrigation continue,
telle que la pratiquait M. Béhier, car si on met l'eau dans
les vessies, il faudrait les changer perpétuellement : ce n'est
pas possible en pratique.

Il est bien plus simple de fabriquer soi-même la glace
ou de la faire fabriquer. Si l'on a un appareil, rien de plus
facile, mais, à son défaut, il faut se contenter des mélanges
réfrigérants. Un des plus simples consiste à mélanger de
la glace et du chlorure de sodium (deux parties de glace,
une de sel), mais ce mélange n'est praticable que lorsqu'on

possède déjà de la glace. Or, ce n'est pas le cas à la campagne.

Dans les expériences que nous avous faites, nous nous sommes procuré de la glace, en mélangeant parties égales d'eau et d'azotate d'ammoniaque. La fusion de ce sel produit un froid intense (16 ou 17°), bien suffisant pour congeler une certaine quantité d'eau contenue dans un récipient peu épais, plongé dans le liquide réfrigérant.

Ce procédé est extrêmement commode, très rapide, et, de plus, très économique. En effet, en s'évaporant, l'azotate d'ammoniaque se cristallise, et, par l'addition d'une nouvelle quantité d'eau, on obtient un nouvel abaissement de température, et ainsi de suite.

Mode d'action du froia.

Nous parlerons d'abord de l'action du froid sur le sang et la lymphe, et nous verrons par quel mécanisme il produit dans l'abdomen un effet salutaire. En second lieu, nous rechercherons jusqu'à quelle profondeur le froid agit.

Enfin, nous terminerons par quelques mots sur les effets produits dans l'organisme tout entier par les applications locales de glace.

1° *Action du froia sur le sang et la lymphe.* — Si l'on met sur la platine chauffante du microscope une préparation de lymphe de grenouille, on voit que les mouvements amiboïdes, très lents à 15°, deviennent très actifs vers 30 ou 35°. Si, au contraire, on refroidit la préparation, on constate que les mouvements des cellules deviennent de plus en plus lents, en d'autres termes, que la vitalité des cellules diminue à mesure qu'elles se refroidissent.

Les expériences faites sur la lymphe des animaux à sang chaud ont fourni des résultats analogues, quoique plus difficiles à constater.

Ces faits ont une grande importance au point de vue de l'action antiphlogistique du froid. « L'influence de la chaleur sur l'activité des cellules, dit Ranvier, explique comment on peut prévenir des accumulations de leucocytes sur certains points de l'économie, en abaissant la température de ces points. Au-dessous de 20°, ces cellules ne poussent plus de prolongements, ne changent plus de forme, ne s'appliquent plus sur les parois du vaisseau, et ce n'est qu'à une température supérieure à 35 ou 36° que leurs mouvements sont assez énergiques pour les faire sortir des vaisseaux, et cheminer à travers les tissus. » Ces données nous font comprendre comment l'application de la glace exerce une influence salutaire contre la suppuration. Donc, toutes les fois que l'on pourra abaisser de plusieurs degrés la température d'un tissu enflammé, ou s'opposera d'une manière efficace à la suppuration.

Voyons maintenant si cet effet antithermique de la glace ne se borne pas à influencer les couches superficielles avec lesquelles elle se trouve en contact, et si, au contraire, les organes sous-jacents sont soumis à son action.

2° *Profondeur d'action de la glace.* — Pour juger la question, nous avons fait l'expérience suivante :

Le 6 octobre, à 2 heures de l'après-midi, nous étendons un lapin sur une table ; nous coupons tous les poils de l'abdomen, et, dans le flanc gauche, nous pratiquons une incision oblique d'environ 4 centimètres, à peu près parallèle à l'arcade crurale. Arrivé au péritoine, nous le saisissons avec une pince à griffe et, après y avoir fait une boutonnière, nous introduisons la sonde cannelée, sur laquelle glisse le bistouri, pour sectionner le reste de la séreuse.

Cela étant fait, nous prenons deux thermomètres dont l'un est à maxima : nous les comparons en les plongeant tous deux à une égale profondeur dans de l'eau tiède. La température accusée par chacun d'eux est 38°. Les résultats fournis par l'un seront donc exactement comparables aux résultats fournis par l'autre et réciproquement.

Le thermomètre ordinaire présente, à la partie supérieure de sa cuvette, une rainure autour de laquelle nous enroulons un fil de fer assez résistant, d'une longueur de 7 centimètres ; puis, il est gradué centimètre par centimètre, on verra plus tard dans quel but. Le fil de fer et la tige thermométrique forment un angle presque droit. Tout le système présente, à peu près, la figure d'un compas ouvert, dont l'une des deux branches serait plus courte. Au moyen de ce petit appareil, on peut lire d'un seul coup d'œil la température, et la distance qui sépare la boule de mercure de la paroi abdominale.

Nous insistons sur ces détails, parce qu'ils sont nécessaires pour bien comprendre l'expérience.

Par l'incision abdominale, nous introduisons le thermomètre ainsi préparé. La tige de fer sort par un des angles de la plaie, et la tige de verre sort par l'autre angle. Les lèvres dela plaie sont alors suturées bien exactement. A ce moment, la température est de 37,3 ; et le thermomètre est à une profondeur de 6 centimètres : c'est le maximum de la capacité abdominale chez un lapin de forte taille.

L a tige de fer ne marque que 5 centimètres, mais en raison de l'inclinaison du thermomètre, il faut ajouter 1 centimètre au chiffre accusé par la tige.

Le thermomètre à maxima, introduit dans le rectum, marque égaleme .t 37,3. Ce chiffre représente donc la température des parties profondes de l'abdomen à ce moment. Ramenant alors le thermomètre à 1 centimètre seulement de la paroi du ventre, nous trouvons 37°.

Voici maintenant la seconde partie de l'expérience :

Sur le flanc gauche du lapin, nous plaçons une vessie remplie de glace. La partie des téguments en contact avec cette vessie est large comme une pièce de 5 francs; elle est suspendue au moyen d'un cerceau en fil de fer. Un morceau de drap est placé entre la vessie et le thermomètre, pour empêcher que le rayonnement du froid vienne influencer les résultats, que l'on peut, dès lors, regarder comme très sensiblement exacts.

On se le rappelle, la température abdominale et la température rectale étaient, avant l'application de la glace, de 37,3.

Nous consignons, dans un tableau, les chiffres que nous avons obtenus :

TEMPÉRATURE ABDOMINALE.	TEMPÉRATURE RECTALE.	HEURES.	PROFONDEUR.
37°	37°3	2 h. 30	0.01 centimètre.
36.8	37.3	2 h. 35	0.01
36.5	37.2	2 h. 40	0.01
36	37.2	2 h. 45	0.01
35.4	37.2	2 h. 50	0.01

La tige de fil de fer est enfoncée dans l'abdomen de 2 centimètres.

36	37.2	2 h. 55	0.03
35.8	37.1	3 heures	0.03
35.2	37	3 h. 05	0.03
35	36.8 .	1 h. 10	0.03

La tige est encore enfoncée de 3 centimètres.

35.8	36.8	3 h. 15	0.06
35.6	36.6	3 h. 20	0.06
35.2	36.4	3 h. 25	0.06
35	36	3 h. 30	0.06

Les résultats de cette expérience sont très importants au point de vue pratique. Elle nous permet d'établir cette loi.

La température d'un organe soumis à l'influence de la glace est proportionnée à la durée de l'application de celle-ci, et à la distance qui la sépare de la source de froid.

Elle nous appred aussi ce fait : pour que les parties profondes soient soumises à l'action de la glace, il faut que celle-ci soit appliquée depuis un certain temps. De plus, ce qu'il était d'ailleurs facile de prévoir, les parties superficielles sont plus rapidement refroidies.

Mais le fait capital qui résulte de cette expérience est que toute l'étendue de l'abdomen est soumise au pouvoir réfrigérant de la glace. Par conséquent son action àntiphlogistique est générale.

Au moment où nous avons écrit ce qui précède, nous ne connaissions pas encore plusieurs expérience que nous avons trouvées depuis dans la littérature médicale allemande.

D'ailleurs, bien que le modus operandi diffère totalement de celui que nous avons adopté, les résultat acquis ne font que corroborer ce que nous avons annoncé.

Voici ces travaux : quoiqu'un peu longs nous n'hésitons pas à les rapporter, à cause du jour qu'ils jettent sur la question que nous traitons en ce moment.

Il s'agit simplement d'établir, dit le Dr Schultze, si la réfrigération locale abaisse ou non la température des organes sous-jacents ; si l'effet produit diminue au fur et à mesure que, s'éloignant du point d'application de la glace, on pénètre dans la profondeur des tissus, ou si au contraire cet effet se comporte de tout autre façon.

Jusqu'ici il y a eu sur cette étendue des effets réfrigérants de la glace, les opinions les plus contradictoires.

D'abord Hagspihl, dans une thèse intitulée : « De frigoris efficacitate physiologia » (Leipsick, 1857), se fondant sur les résultats de quatre expériences pratiquées chez le lapin, avance qu'après l'application d'une vessie de glace sur l'abdomen des animaux, la température de la cavité abdominale ainsi que celle du rectum tombe d'une façon notable.

Pour pratiquer ces expériences, l'auteur après avoir attaché les lapins, leur introduisait un thermomètre dans le rectum et un autre dans la cavité abdominale, au moyen d'une incision pratiquée sur la ligne blanche ; il appliquait alors une vessie de glace sur la peau préalablement rasée de l'hypochondre gauche. Trois de ses essais sont défectueux et ne présentent par conséquent aucune valeur. Reste le quatrième où la température de la cavité abdominale, après une heure d'application de la glace, tomba de 37° à 35°,22, soit de 1°,75, tandis que dans le rectum on ne constatait qu'une diminution de 0°,4. Quand la glace fut enlevée, la température revint à son état normal dans l'espace d'une heure vingt minutes, aussi bien dans la cavité abdominale que dans le rectum. Mais on ne peut d'après les résultats d'une seule expérience trancher la question qui nous occupe, surtout quand il s'agit d'un animal dont la température est au su de tout le monde aussi inconstante que celle du lapin.

Binz dans ses « Observations de clinique interne » (1863) n'a pas pu confirmer ce résultat.

Il expérimenta sur des chiens, et constata qu'après trois heures d'application d'une grande vessie de glace sur l'abdomen, on ne remarquait encore aucun abaissement de la température dans la cavité abdominale. Il en est de même de l'effet produit par la glace sur la température de la partie supérieure de l'excavation sacrée. Après une durée de deux heures et demie, on ne put constater un résultat mensurable, quel qu'il soit. Ce ne fut qu'à la face interne du feuillet pariétal du péritoine que la température s'abaissa d'une façon notable : c'est ainsi que dans un cas elle tomba en trente minutes de 38°,5 à 19°,3.

Les résultats des expériences de Hagspihl et de Binz sont donc diamétralement opposés. Si nous sommes porté à accorder plus de confiance, dit plus loin le Dr Schultze, aux expériences de Binz qu'à celles de Hagspihl, parce qu'il a expérimenté sur de plus grands animaux, d'un autre côté nous retombons dans l'indécision, en présence de l'observation publiée par Ackermann.

Ackermann trouva qu'en introduisant un thermomètre de Haidenhain par la jugulaire d'un chien dans la veine cave inférieure jusqu'à environ un centimètre au-dessus de la veine rénale, et en faisant ensuite une application de glace sur le tégument externe de l'animal, la température du sang de la veine cave s'abaissait sur le champ, en présentant des exacerbations intercurrentes qui n'atteignaient jamais le chiffre primitif. Cette descente de la température s'effectua encore quelque temps après l'application de la glace. Mais dans l'exposé de cette expérience, il n'est pas dit en quel endroit fut appliquée la vessie de glace, si ce fut sur la poitrine ou sur le ventre. On n'a pas de renseignements non plus sur le pouvoir réfrigérant du moyen employé.

L'observation d'Ackermann est en faveur de Hagspihl et contraire aux résultats de Binz, bien qu'elle n'apporte aucune donnée décisive touchant les effets de l'application locale de la glace.

D'autres expériences ont encore été entreprises par Winternitz d'une part, et d'autre part par Riegel et Rosenbürger.

Quand on refroidit fortement le bras d'un homme, d'après Winternitz, la température s'élève dans l'aisselle, tandis qu'elle s'abaisse sensiblement dans le creux de la main. De même, lorsqu'on pose le pied sur de la neige ou de la glace, la température au niveau du jarret monte d'une façon notable. Il explique ce phénomème par une hypérhémie collatérale, chaque contraction vasculaire agissant comme un obstacle qui refoulerait le sang. L'examen sphygmographique a montré que cette élévation de la tension vasculaire dans les artères afférentes existait réellement.

Il a encore montré que la température baissait dans le rectum aussi bien que dans l'aisselle, quand sur le dos d'un homme nu, dont la température est restée au même niveau pendant un certain temps, on applique en haut de la colonne vertébrale un mélange de glace et de neige renfermé dans un sac en caoutchouc. Il constata alors que vingt minutes après la température rectale avait diminué de $0°,1$, une heure

Debrand.   4

après de 0°,55. Pendant ce temps elle diminua dans l'aisselle de 0°,2.

Riegel montra que des applications glacées d'une heure de durée sur la poitrine et l'abdomen abaissaient la température axillaire de 0°,2 à 0°,27, et la température rectale de 0°,1 à 0°,5.

Rosenbürger a démontré que l'augmentation de l'intensité du froid abaissait la température dans l'état de fièvre aussi bien qu'à l'état normal. Le même effet est produit quand on agrandit l'espace refroidi. Dans les premiers moments que le froid exerce son action, l'abaissement de la température est un peu moindre que plus tard, de même le retour de la température à l'état normal se fait d'abord lentement, puis plus vite.

Maintenant si des recherches de Winternitz, de Riegel et de Rosenbürger, nous tirons une conclusion relative aux changements de température qui s'effectuent dans la cavité abdominale, par suite de l'application locale du froid, par exemple après l'action de la glace sur la paroi de l'abdomen, si, dis-je, nous voulons conclure, nous ne serons pas encore complètement éclairé à ce sujet.

Pour trancher la question, le Dr Schulze a fait les expériences suivantes.

Il prenait des chiens de grandeur moyenne dont il déterminait le poids. Il les insensibilisait par des injections de morphine et les attachait sur une table, après les avoir recouverts d'une épaisse couche d'ouate afin de les protéger contre un trop grand refroidissement (ses expériences avaient lieu pendant le rigoureux hiver de 1873). On sait, il est vrai, que les injections de morphine abaissent la température; cependant, même chez les chiens qui n'avaient pas été endormis, on constata une diminution notable de la température après que la glace eut été appliquée, et une élévation de la température quand on l'eut retirée.

Nous laissons parler le D' Schulze : Pour empêcher les mouvements qui pourraient déranger l'expérience, il est préférable d'endormir les animaux. J'ai choisi la cavité abdominale pour me rendre compte de l'influence qu'exercent les applications de glace sur les organes profondément situés. Après avoir fait une incision aussi petite que possible, j'introduisis dans l'abdomen un thermomètre de Haidenhain. Je suturai alors les lèvres de la plaie le plus exactement que je pus, de sorte que la tige de l'instrument était tenue étroitement enlacée ; celle-ci fut de plus fixée à la peau de l'abdomen au moyen d'une bande d'emplâtre agglutinatif, de sorte que le thermomètre suivait tous les mouvements du contenu de la cavité abdominale, mais ne se déplaçait jamais de façon à ce que la cuvette de mercure pût changer de position.

Comme j'avais surtout en vue le côté pratique, je proportionnai les quantités de glace et l'étendue du point d'application au poids de l'animal ; en général la quantité de glace était égale à 1/50 du poids de l'animal, et la surface refroidie au quart de la paroi abdominale antérieure. Quand une expérience était terminée, je tuais le chien au moyen du chloroforme ; l'ouverture de l'abdomen me faisait alors connaître à quelle distance la cuvette du thermomètre se trouvait du point influencé par la glace.

Je cherchai d'abord si l'application de la glace sur l'épigastre abaissait ou non la température des parties profondes de l'abdomen. Voici l'expérience :

Chien de 6 kil. 1/2. Poids de la glace 130 gr.; le thermomètre était enfoncé dans l'abdomen de 15 centimètres. La cuvette reposait immédiatement sur la colonne vertébrale. Je notai alors les chiffres suivants :

HEURES.	TEMPÉRATURE.	HEURES.	TEMPÉRATURE.
2 h. 55	34.98	3 h. 7	34.95
2 h. 57	34.97	3 h. 9	34.96
2 h. 59	34.97	3 h. 10	34.96
3 h. 2	34.96		

On applique la glace.

3 h. 11	34.96	3 h. 30	34.72
3 h. 12	34.96	3 h. 35	34.63
3 h. 13	34.96	3 h. 40	34.56
3 h. 14	34.95	3 h. 45	34.52
3 h. 16	34.94	3 h. 50	34.39
3 h. 17	34.93	3 h. 56	34.37
3 h. 18	34.91	3 h. 60	34.30
3 h. 19	34.89	4 h. 2	34.28
3 h. 20	34.84	4 h. 5	34.23
3 h. 21	34.75	4 h. 7	34.25
3 h. 26	34.77	4 h. 6	34.26
3 h. 28	34.72	4 h. 10	34.27

On enlève la glace.

A 4 h. 55, la température était remontée à 34°93.

Les petites oscillations de la température qui survinrent pendant l'expérience sont dues soit à des mouvements péristaltiques plus énergiques, soit à des variations dans la fréquence de la respiration, etc.

La glace appliquée pendant une heure abaissa donc la température de 0°,7. Vers la fin de l'expérience, il paraît y avoir une certaine limite, au-dessous de laquelle la température de l'abdomen semble ne plus descendre. Pour savoir quelle est cette limite, importante au point de vue pratique, le Dr Schulze renouvela son expérience sur un chien non endormi, sur lequel il laissa agir la glace le plus longtemps possible.

Je plaçai, dit-il, sur son épigastre une vessie contenant 200 grammes de glace. Dans l'espace d'une heure, la température s'abaissa de 39°,18 à 28°,20. c'est-à-dire presque de 1 degré,

Pendant vingt minutes elle oscilla entre 38°,20 et 38°,40. A ce moment je fus obligé de retirer la glace à cause de l'agitation de l'animal. Si celui-ci était resté tout à fait tranquille, il est probable que la limite du refroidissement eût encore été reculée,

Dans l'expérience que nous avons faite, nous avons noté un abaissement de la température plus considérable que ne l'indique le Dr Schulze. Notre autorité ne suffit pas, évidemment, à mettre en suspicion les résultats de celui-ci; néanmoins qu'on nous permette de faire remarquer que les expériences de Hagspihl concordent avec les nôtres.

Maintenant, pour rechercher dans quelles proportions la température diminue à mesure que l'on s'éloigne du point d'application du froid, le Dr Schulze fit d'autres expériences.

Selon lui, l'abaissement de la température dans le voisinage du point d'application du froid est très élevé; dans une étendue de 2 à 4 centimètres il est encore considérable, mais toujours plus grand que pour les organes situés dans la profondeur de la cavité abdominale.

D'après les tableaux qu'il donne, on voit que pour un éloignement de un demi-centimètre, la température tombe de 10°; pour deux centimètres elle ne baisse que de 2°; et dans la profondeur de la cavité abdominale, à 6 cent 3/4, de 0°,2 à 0°,4.

De plus, introduisant un thermomètre dans l'hypochondre gauche, il vit qu'en appliquant une vessie de glace sur la partie gauche du ventre le thermomètre baissait davantage à gauche qu'à droite.

Mais, avant ces derniers temps, il n'y avait pas encore eu de recherches pratiquées dans ce sens chez l'homme : quand bien même les résultats acquis chez les animaux permettent de nous former une opinion sur ce qui se passe chez l'homme, cependant ils ne peuvent pas lui être rapportés sans plus ample examen, car abstraction faite des causes d'erreur qui viennent de ce que les animaux sont liés ou endormis, il faut encore considérer que les fonctions de la peau et la température sont différentes chez l'homme et chez les animaux.

Virginie Schlikoff dans une thèse soutenue à Berne, a comblé cette lacune, en expérimentant sur l'homme. Je lui laisse la parole.

L'expérience suivante a été faite sur une femme de 39 ans, chez laquelle il s'était développée une fistule intestinale, après gangrène d'une hernie inguinale. D'après la longueur de la tige du thermomètre introduit dans la fistule, et l'angle formé par cette tige et la paroi abdominale, je calculai à quelle distance la cuvette se trouvait de la surface refroidie. Il y avait environ 4 centimètres. Comme j'occasionnais des douleurs à la malade en voulant introduire plus profondément le thermomètre, il ne me fut pas possible d'observer le refroidissement produit à une profondeur différente. Malheureusement la vessie de glace ne put rester en place plus d'une demi-heure, tant à cause de la pression qu'elle exerçait, que de la souffrance qu'elle produisait.

Voici les résultats acquis.

TEMPS.	TEMPÉRATURE de l'intestin.	TEMPÉRATURE axillaire.
0	37.25	36.73
On met la vessie sur l'abdomen.		
5	37.80	36.71
10	37.45	36.63
15	36.82	36.60
20	36.21	36.62
25	35.64	36.52
30	36.52	36.52

La montée subite de la température qui eut lieu à la fin de l'expérience, a été occasionnée par une selle copieuse qui se produisit par la fistule.

Comme dans ce cas une petite vessie de glace appliquée une demi-heure produit à une profondeur de 4 centimètres un refroidissement de $2°,3$, comme d'autre part on peut supposer, d'après la marche de l'expérience, que la température serait encore tombée plus bas, si l'action antithermique avait duré plus longtemps, on peut conclure qu'une application prolongée de froid sur le ventre exerce un effet réfrigérant notable sur les organes de l'abdomen et du petit bassin. Cet effet, dit Virginie Schlikoff, est dans un organe déterminé, en raison inverse de la distance qui sépare cet organe de la source frigorifique.

Cette loi est, on le voit, exactement semblable à celle que nous avons formulée plus haut, d'après nos propres expériences.

Elle démontre une analogie complète entre les résultats de l'expérimentation sur l'homme et les animaux.

Nous terminerons cet exposé de l'état actuel de nos connaissances sur les effets de la glace par une remarque importante que nous empruntons aux travaux de Liebermeister.

Les soustractions internes de calorique (boissons froides, lavements froids) ont pour conséquence un abaissement de la température axillaire.

Une expérience du D· Schlikoff confirme cette opinion, et montre de plus qu'il se produit un refroidissement local : un lavement froid fait descendre de 3° en trente minutes un thermomètre placé sur l'hypograstre et de 0°,02 un autre placé dans l'aisselle.

On voit par là que l'usage des boissons glacées dans la péritonite est extrêmement utile. Non seulement la soif intense qui dévore le malade est ainsi calmée, mais encore l'inflammation de la séreuse abdominale est efficacement combattue par cette application interne de la glace. Nous reviendrons d'ailleurs sur ce sujet en traitant de l'hygiène à observer dans la péritonite.

3° Action des applications locales du froid sur l'organisme. — Ce serait nous répéter que d'examiner à nouveau cette question. Dans le paragraphe précédent nous avons rapporté d'une façon suffisamment détaillée les travaux de Winternitz, de Riegel, de Rosenbürger, pour que nous soyons dispensé d'y revenir. Comme l'action générale du froid est inséparable de l'action locale nous n'avons pu disocier dans leur étude ces deux genres d'effets produits par une seule et même cause.

Nous dirons simplement avec Liebermeister que la température interne ne s'abaisse que quand la réfrigération locale atteint une grande intensité et se prolonge pendant un temps fort long.

D'ailleurs l'expérience suivante montrera que l'application du froid sur l'abdomen étend à l'organisme tout entier les bons effets qu'il produit localement.

EXPÉRIENCE (personnelle).

Nous prenons la température axillaire d'un homme en bonne santé; elle est de 37,6. Lorsque la température est restée à ce chiffre pendant dix minutes, nous appliquons sur l'abdomen une vessie pleine de glace, après avoir, bien entendu, pris toutes les mesures pour nous prémunir contre un refroidissement.

Voici ce que nous observons :

TEMPÉRATURE AXILLAIRE.	HEURES.
37.6	10 heures.
37.4	10 h. 5
37.3	10 h. 10
37.1	10 h. 15
37	10 h. 20
37	10 h. 25
36.9	10 h. 30

On voit que dans l'espace d'une demi-heure, la température du corps a baissé de 0°,7. Si nous avions pu maintenir la glace appliquée plus longtemps, nous aurions certainement trouvé un abaissement plus considérable encore; mais cette application étant douloureuse, nous avons dû la suspendre, pour ne pas abuser de la bonne volonté du sujet.

Il est en effet digne de remarque, que dans la péritonite l'application de la glace sur l'abdomen c'est plus douloureuse au bout de quelques minutes, tandis qu'à l'état normal, elle fait beaucoup souffrir.

CHAPITRE V.

DE L'OPIUM.

La médication opiacée, di M. Siredey, produit des effets merveilleux mais à la condition de n'être pas administrée sans méthode, d'une facon banale, empirique. Il faut savoir que le but qu'on se propose est de calmer la douleur et que, celle-ci supprimée, la congestion dans la partie affectée est moins vive, l'inflammation moins intense, et qu'enfin par suite de la torpeur et de l'engourdissement que détermine l'opium dans tout l'organisme, et de l'immobilité des organes abdominaux qui en est la conséquence, la formation de néo-membranes se trouve favorisée et l'inflammation circonscrite. Or, c'est là le but à atteindre.

Pour que l'opium produise ces résultats il faut l'administrer à très haute dose, 0 gr. 20, 0,30, 0,50, et même 0 gr. 70, comme on peut le voir dans l'observation que nous rapporterons plus loin. Ces chiffres indiquent la quantité donnée en vingt-quatre heures.

On aurait peine à concevoir une pareille tolérance de la part de l'organisme, si l'on ne connaissait cette loi de thérapeutique : un médicament produit d'autant moins d'effet physiologique que l'intensité morbide est plus grande. Nous n'en donnerons pour preuve que les deux expériences suivantes.

Expérience I (personnelle).

Sur un chien de taille moyenne, en bonne santé nous pratiquons une injection de 0 gr. 60 de chlorhydrate de morphine en deux fois. Après la première injection le chien se montre très agité, malgré les liens qui le retiennent. Après la deuxième injection il se calme, tombe dans le collapsus et meurt.

Expérience II (personnelle).

Sur un chien de même poids et de même âge (ils étaient tous de la même portée) à qui nous avions précédemment donné une péritonite, nous pratiquons la même injection, en deux fois. On n'observe rien de particulier, sinon une diminution à la pression de la douleur abdominale.

Ainsi la même quantité d'un alcaloïde de l'opium produit la mort chez un chien bien portant, tandis que chez un chien en puissance de maladie elle ne produit qu'un effet bienfaisant.

A cette occasion nous ferons remarquer que si pour un motif quelconque le malade ne pouvait absorber l'opium par la bouche on trouverait dans les injections de morphine un moyen précieux de le remplacer. Il va sans dire qu'une dose élevée de principe actif est indispensable.

Si l'on se bornait à de petites quantites d'opium on n'obtiendrait aucun résultat utile. Il faut de toute nécessité plonger d'emblée le malade dans le collapsus, sinon la circulation ne serait qu'activée, par conséquent l'effet produit serait bien différent de celui que l'on cherche. C'est surtout dans la forme ataxique de la péritonite que cette différenciation importante entre les doses élevées et les faibles quantités peut être faite.

Il ne faut pas croire que l'opium ainsi administré restreint l'activité des tissus, il en active au contraire la dénutrition ; cela est si vrai que Claude Bernard, expérimentant sur des pigeons, trouva qu'un pigeon à jeun supporte plus long-temps la diète qu'un pigeon morphinisé.

Assurément l'opium altère profondément l'organisme, nous ne le nions pas, surtout lorsqu'on le donne à une pareille dose ; mais il faut pour cela que son usage soit continué pendant un certain laps de temps. Autrement, quand cette administration massive n'est que passagère, les effets fâcheux qu'il a pu produire sont bientôt effacés.

On sait quelle est la susceptibilité des enfants à l'égard de l'opium. C'est pourquoi il sera peut-être préférable de n'employer chez eux que les applications de glace. L'observation que C. Cayley rapporte d'un enfant de 7 ans, qui présenta pour l'opium une tolérance exceptionnelle, ne saurait modifier cette recommandation.

A quel mode de préparation recourra-t-on de préférence ? Les uns préfèrent la forme pilulaire, les autres les potions. Nous pensons que ces derniers ont raison, parce qu'étant donnée la sécheresse considérable de la gorge produite par le médicament, il est beaucoup plus commode d'avaler une cuillerée de sirop ; d'ailleurs le sucre qui sert de véhicule à l'opium n'a aucune action sur la muqueuse stomacale et par conséquent ne s'oppose pas à l'absorption complète et rapide du médicament.

C'est à dessein que nous avons passé sous silence un certain nombre de moyens de traitement qui ont été conseillés pour combattre la maladie qui nous occupe. Tels sont les vésicatoires, les cataplasmes, l'essence de térébenthine.

Les vésicatoires ne nous paraissent avoir quelque utilité qu'au début de la péritonite, mais il vaut mieux dans ce cas recourir à un traitement plus efficace. Il faut les réserver plutôt pour la période de résolution de la phlegmasie.

Les cataplasmes chauds ne conviennent que lorsque la péritonite n'est pas encore franchement déclarée, et qu'on peut espérer l'arrêter, soit par les émissions sanguines, soit par l'emploi du mercure; mais par eux-mêmes les cataplasmes chauds sont plus nuisibles qu'utiles si on ne saisit pas le seul moment convenable où on puisse les employer : « En effet, dit Laveran, ils favorisent la distension des intestins par les gaz en diminuant probablement la tonicité des muscles de la paroi abdominale et des intestins. »

Comme toutes les indications nouvelles, l'essence de térébenthine intus et extra a été considérée pendant un certain temps comme un remède héroïque de la péritonite, et particulièrement de la péritonite puerpérale. « J'ai l'habitude, dit M. Vidal, de recouvrir tout l'abdomen d'une flanelle imbibée d'essence de térébenthine et je recouvre le tout d'un taffetas gommé. Il se produit une douleur très vive et une rubéfaction intense. Sous l'influence de ce traitement, le pouls se relève, les forces se réveillent ; quelquefois on obtient de véritables succès.» En même temps on donne à l'intérieur l'essence à la dose de 4 à 8 grammes. Il est fâcheuxque l'expérience n'ait pas justifié cette pratique, que M. Brenan a mise en vogue pour la première fois en 1812:

Nous n'avons rien de spécial à dire sur le quinquina, le sulfate de quinine et l'alcoolature d'aconit, que l'on emploie surtout dans la péritonite puerpérale, et qui s'adressent uniquement à l'état général du sujet.

« La prétention d'être complet en physiologie et en médecine, dit Claude Bernard, n'est qu'une illusion et constitue même un véritable danger. » Ces paroles trouvent ici leur place. Si, en effet, nous avions étudié avec détail tous les moyens employés dans la péritonite, nous aurions paru mettre sur le même rang des remèdes d'une efficacité absolument différente. Nous avons préféré nous en tenir aux principaux, en discuter les effets et montrer ainsi le peu de valeur des uns et la toute-puissance des autres.

CHAPITRE VI

Nous allons tout d'abord citer une observation qui nous est personnelle. C'est un bel exemple des succès que l'on peut obtenir par le traitement que nous préconisons. Les observations que nous avons déjà relatées sont instructives aussi à ce point de vue et auraient dû trouver leur place ici ; mais il nous a semblé que, disséminées çà et là, elles présenteraient plus d'intérêt et rendraient moins fastidieuse la lecture de notre travail.

Nous décrirons ensuite les expériences que nous avons pratiquées en vue de contrôler les résultats fournis par la clinique.

OBSERVATION IV (Personnelle).

**Péritonite généralisée. Traitement par la glace et l'opium
à haute dose. Guérison.**

Mme L***, 34 ans, primipare, domiciliée à Paris, rue de Rennes, accouche le 20 juin 1881, d'un enfant âgé de 7 mois seulement, très bien conformé et pesant 3 kilogrammes. Cet accouchement prématuré a été provoqué par nous au moyen du dilatateur intra-utérin de Tarnier, pour un rétrécissement de 2 centimètres du détroit inférieur, et surtout pour une étroitesse considérable du conduit vulvovaginal, lequel n'aurait permis l'accouchement à terme qu'au prix de graves désordres. Et même, en dépit de toutes les précautions prises, il se produisit une déchirure périnéale d'au moins 2 centimètres de longueur. Application de six serre-fines (2 grosses et quatre petites).Le 24 juin elles sont retirées : cicatrisation parfaite. Les suites de couches furent d'ailleurs excellentes,

Le 12 juillet, Mme L***, qui jusque-là avait été très docile, s'impatienta de garder le lit, et, malgré la défense expresse que nous lui avions faite, se leva et vaqua à diverses occupations. Elle ne put rester levée plus de trois quarts d'heure. Forcée de se remettre au lit, elle est prise bientôt après d'un violent frisson d'au moins une heure et demie de durée. Le soir même, la pression sur le ventre provoquait de la douleur, surtout à droite, et une légère tuméfaction commença à se manifester. La peau est chaude, le pouls est plus fort et plus fréquent qu'à l'état normal, l'appétit a disparu. — Application de douze sangsues sur le flanc droit. Onctions d'onguent napolitain belladoné. Cataplasmes de farine de graine de lin, diète presque complète. Il y a pendant plusieurs jours une amélioration marquée.

Le 18. Nouveau grand frisson dans la matinée. T. A. 40°; P. 136°. — Abattement général. Plus de sensibilité du côté droit ; point douloureux très fort au niveau de l'ovaire gauche. Constipation. Lochies naturelles. Même traitement que précédemment, à l'exception des sangsues.

Le 19. La nuit a été très mauvaise. La douleur du ventre, maintenant plus vive, s'irradie vers l'hypochondre, lesreins et l'ombilic. Les seins sont flétris (d'ailleurs la malade ne nourrit pas). Facies abdominal. Vomissements alimentaires, puis porracés. Météorisme ; à la percussion, matité dans le flanc gauche. Les lochies deviennent purulentes. T. 41°.

Trois vessies de glace sont maintenues en permanence sur le ventre. On se sert d'abord de sacs en caoutchouc que l'on remplace bientôt par des vessies de porc.

La malade préfère celles-ci, malgré leur mauvaise odeur, parce qu'elles calment davantage ses douleurs. Comme complément du traitement précédent on administre à la malade plusieurs injections vaginales antiseptiques (acide phénique au centième) : diète. Champagne frappé. Petits morceaux de glace à l'intérieur. Potion ainsi formulée :

> ℞ Extrait thébaïque . . . . . 0 gr. 25 cent.
> Julep gommeux. . . . . . 100 grammes.
> F. S. A.

A prendre par cuillerée à café dans les vingt-quatre heures et d'heure en heure.

Le 20. Nuit agitée. T. 40°, hoquet. Les vomissements continuent. La douleur est généralisée à tout le ventre. Dyspnée extrême. Au cou, douleurs spontanées au niveau du passage du nerf phrénique entre les deux scalènes. La pression à ce niveau est intolérable. La dose d'opium est portée à 0 gr. 40 cent. et prise dans la journée. De plus, trois fois par jour dans un pain azyme 0 gr. 65 cent. de sulfate de quinine. D'ailleurs même traitement.

Le soir, T. 41°. Soif vive, langue noire et sèche, céphalalgie, pouls petit et serré. La douleur du cou est plus vive. Application à ce niveau d'un liniment calmant. Pour la nuit 0 gr. 30 cent. d'opium. Sulfate de quinine, 0 gr. 60 cent. à prendre trois fois dans la nuit.

Debrand.   5

Le 21. Insomnie complète, mais nuit plus calme. T. 39 . Même état à peu près que la veille. Douleurs spontanées nulles ; la pression les fait encore reparaître. Même traitement.

Le 22. T. A. 38°,8. Pouls plus fort et moins fréquent ; langue moins sèche, facies moins amaigri ; abdomen un peu plus souple et moins douloureux à la pression. Les lochies présentent moins de fétidité. La douleur du cou a diminué. Çà et là se trouvent disséminées sur la peau du ventre des taches assez étendues de couleur vineuse et présentant une insensibilité complète : elles sont dues incontestablement au contact-prolongé de la glace. Plus de hoquet, plus de vomissements. La dose d'opium est ramenée à 0 gr. 20 cent. en vingt-quatre heures.

Le 23. Nuit calme. L'amélioration continuant, on enlève un des sacs de glace, celui qui recouvre le flanc droit, et on le remplace par des compresses d'eau glacée, afin que le retour à l'état normal ne s'effectue pas brusquement. Potion avec 0 gr. 10 cent. seulement d'extrait thébaïque.

Le 24. Une deuxième vessie est retirée et remplacée par une compresse. Opium, 0 gr. 10 cent.

Le 26. Le ventre est simplement recouvert de compresses glacées. Même dose d'opium.

Le 27. On enlève deux compresses. L'appétit étant revenu, la malade prend un potage gras au vermicelle. Pendant toute sa maladie, sa nourriture n'a consisté qu'en bouillon gras froid, bourgogne glacé, champagne frappé, café et lait glacés.

Le 29. Le ventre est laissé libre ; deux potages gras aux pâtes d'Italie, un tapioca au lait. Opium, 0 gr. 05 cent.

Le 30. Suppression de l'opium. Café au lait; un œuf à la

coque très peu cuit ; deux potages auxquels on mélange environ 30 grammes de viande cuite hachée.

A partir de ce moment, la malade recouvre graduellement ses forces, et son alimentation redevient plus substantielle.

Depuis environ quinze jours, il n'y a pas de selle, et la palpation de la région cœcale fait constater à ce niveau un empâtement profond non douloureux. A l'aide d'un lavement purgatif, on obtient une garde-robe.

Le 10 août, la malade est complétement rétablie.

Les animaux, mis en expérience, étaient généralement disposés de la façon suivante :

Une planche, d'environ un mètre carré, était sciée par le milieu ; trois bandelettes de cuir, servant de charnière, en reliaient les deux moitiés, et permettaient à la planche de se fermer, de façon à former un angle plus ou moins aigu, comme les feuillets d'un livre. Une crémaillère, constituée par une simple tige de bois, percée de trous propres à recevoir une forte cheville, limitait l'écartement de la planche ; en différentes places, étaient fixées des courroies de cuir, terminées par une boucle, et suffisamment espacées les unes des autres, pour permettre d'attacher un chien ou un lapin. La planche était recouverte d'un morceau de taffetas gommé, qui permettait aux produits liquides résultant de l'expérience de pouvoir s'écouler dans un vase disposé à cet effet.

Donnant alors à la planche l'écartement convenable, nous fixions solidement l'animal mis en expérience au moyen des quatre lanières de cuir ; l'animal était ainsi dans un état d'immobilité parfaite.

Comme on le voit, la disposition de cet appareil rappelle la table de Claude Bernard, mais le nôtre a le mérite d'être plus simple.

Avant l'expérience, nous avions soin généralement d'endormir les animaux, cependant quelques-uns ne l'ont pas été, et cela à dessein; nous voulions voir si les résultats obtenus chez l'animal endormi étaient les mêmes qu'à l'état de veille. On peut les regarder comme tout à fait identiques, il n'y a que des différences insignifiantes.

EXPÉRIENCE I (personnelle).

Le 18 octobre, à 6 heures du matin, un chien de taille moyenne est étendu sur la planche fermée en V.

Sa température rectale est de 37,8.

Nous ne l'endormons pas, parce que nous n'avons pas d'opération douloureuse à lui faire. Nous rasons les poils qui recouvrent son abdomen, et, dans le flanc gauche, nous faisons une injection d'un centimètre cube de bile de bœuf à la température du corps. Nous reprenons la température rectale; elle est de 37,9. L'animal est immobile.

A 11 heures, le chien manifeste une grande agitation malgré les liens qui le retiennent. T. R. 38,4.

Vers 3 heures on le détache, afin qu'il puisse satisfaire la soif excessive qu'il témoigne. Nous le replaçons ensuite dans sa situation première.

Il est pris vers 8 heures du soir d'un grand frisson d'une demi-heure de durée. T. R. 40°.

Après une période de calme, il éprouve encore plusieurs autres petits frissons. Sa langue est extrêmement rouge et sèche.

Visité pendant la nuit à diverses reprises, il paraît tantôt abattu, tantôt agité; la pression sur le point où nous avons pratiqué l'injection, éveille de la douleur.

Le 19. T. R. 39,2 ; langue blanche et sèche ; vomissements ; le ventre est ballonné et présente de la douleur à la pression, et spontanément ; elle est maintenant généralisée à tout l'abdomen ; constipation.

Traitement. — Une vessie de glace sur l'abdomen, une injection de 0 gr. 01 de chlorhydrate de morphine, renouvelée six fois dans la journée.

Le chien avale sans difficulté de petits morceaux de glace que nous lui présentons.

Le 20. T. R. 39° ; l'état est le même ; seuls les vomissements ont disparu ; même traitement.

Le 21. T. R. 38,6 ; la langue s'humidifie un peu ; le ventre est, il est vrai, toujours tendu, mais la douleur est bien moindre.

Avec toutes les précautions possibles pour ne pas occasionner de mouvements dont le résultat pourrait être funeste, nous détachons le chien, et nous lui présentons un bol de lait glacé, qu'il boit avec rapidité. Il est, d'ailleurs, docile et obéit sans difficulté.

Nous le recouchons sur la planche, et nous reprenons le même traitement. Quatre injections de morphine seulement.

Le 22. T. R. 38° ; les phénomènes morbides présentent beaucoup moins d'intensité ; pour réveiller la douleur, il faut exercer une pression assez forte sur l'abdomen.

Deux fois dans la journée, nous lui permettons de boire, les piqûres de morphine sont supprimées ; en continue la glace.

Le 23. T. R. 37,8; le chien est détaché et laissé en liberté; il est calme et couché sur le côté. Il a soin de se placer de telle façon, que son ventre ne repose pas sur le foin qui constitue sa couche. Il boit plusieurs fois, tantôt du bouillon gras, tantôt du lait que nous avons laissés à sa portée.

Le 24. T. R. 37,6 ; l'animal est en pleine convalescence; il se lève plusieurs fois dans la journée; il nous reconnaît très bien, et il nous lèche les mains lorsque nous nous approchons de lui.

Le 30. Guérison complète; le chien reprend ses habitudes et sa vie d'autrefois.

On voit que, dans cette expérience, le traitement suivi par le chien est analogue à celui prescrit aux malades qui font le sujet de nos observations. Nous ferons remarquer cependant que l'opium, dans ce cas, n'a pas été administré par le tube digestif.

Comme on l'a vu, nous avons détaché l'animal encore en puissance de péritonite, pour lui permettre de satisfaire la soif vive qui le dévorait.

Nous l'avons fait avec précaution, et le chien ne s'est pas plaint.

Enhardi par ce précédent, nous avons procédé de la même façon dans l'expérience que nous allons rapporter, et nous en avons profité pour administrer au chien l'opium dissous dans du lait.

Le résultat a été aussi favorable dans ce cas que dans le premier, et cependant il s'agissait d'une péritonite suraiguë, très grave, ayant pris naissance en deux points différents de la cavité abdominale.

Expérience II (personnelle).

Le chien en expérience est âgé de 5 mois, comme d'ailleurs tous les chiens que nous avons employés (ils provenaient tous de la même portée).

Le 20 octobre à trois heures de l'après-midi, nous faisons à deux endroits différents de l'abdomen, au niveau des deux flancs, une injection de bile de bœuf (une seringue de chaque côté). Avant l'opération la température prise dans le rectum est de 37°.

A six heures grand frisson avec tremblement de tout le corps. T. R. 39,8. Le ventre est douloureux et commence à se météoriser. Yeux humides, agitation. De temps en temps l'animal pousse des cris plaintifs.

Le 21. T. R. 39,9. Langue sèche et rouge; soif vive. Ventre tendu et douloureux à la pression surtout au niveau où les injections ont été pratiquées. Douleurs spontanées dans tout le ventre. Vomissements répétés, pas de selle. Traitement : une vessie de glace sur l'abdomen. Trois fois dans la journée le chien est détaché. Chaque fois il boit une tasse de lait glacé contenant 0 gr. 03 d'extrait d'opium.

Le 22. T. R. 39°. Le chien qui pendant la nuit précédente a pris 0,05 centigr. d'extrait d'opium est dans un état d'abattement tel, qu'il ne fait aucun mouvement pour s'enfuir, bien qu'il soit détaché, plus de vomissements. Même traitement.

Le 23. T. R. 38,6. L'animal ne paraît pas aussi malade, il commence à s'agiter, nous le fixons de nouveau à la planche, afin de pouvoir continuer l'application de la glace. La douleur du ventre est moins vive à la pression. Dans la journée 0 gr. 05 centigrammes d'opium seulement.

Le 24. T. R. 38,4. Ventre plus souple la glace est remplacée par des compresses trempées dans de l'eau glacée et fréquemment renouvelées, l'opium est supprimé.

Le 26. On cesse tout traitement. Depuis l'état de santé de l'animal ne s'est pas démenti.

Nous bornerons là l'exposé de nos expériences. L'uniformité de leur marche rendrait leur description fastidieuse. Nous dirons seulement que ces essais ont été renouvelés *huit* fois, et que jamais le résultat favorable cherché n'a fait défaut Nous croyons avoir suffisamment démontré par ces expériences tous les avantages que l'on peut retirer de la glace et de l'opium dans le traitement de la péritonite.

A l'objection que l'on pourrait nous faire que le péritoine des animaux et celui de l'homme présentent au point de vue de leur susceptibilité inflammatoire des différences qui empêchent de rapporter à l'un ce que nous observons sur l'autre et réciproquement, nous répondrons que même chez l'homme cette susceptibilité n'est pas la même pour tous les individus. Une plaie pénétrante de l'abdomen produit chez celui-ci une péritonite, chez celui-là on n'observera aucun accident consécutif. De deux ovariotomisées opérées par le même chirurgien dans les mêmes conditions l'une mourra d'inflammation péritonéale, l'autre guérira. On a vu des nègres présenter une large plaie de la paroi abdominale par laquelle sortaient les anses intestinales presque dans leur totalité, on a vu disons-nous, ces sujets ne présenter aucune particularité morbide après la rentrée des intestins et la suture de la plaie. A quoi tiennent ces différences ? On n'en sait absolument rien. Ce que nous disons de l'homme s'applique aussi aux animaux. De deux chiens auxquels on pratique une fistule stomacale l'un aura une péritonite, l'autre continuera de vivre, comme s'il ne s'était rien passé. Les lapins ont un péritoine extrêmement sensible. Nous avons plusieurs fois pratiqué des expériences sur eux, la plupart sont morts de péritonisme, cependant ils peuvent avoir une péritonite et guérir.

Eh bien, en présence de ces différences si frappantes dira-t-on que si l'on guérit une péritonite chez un homme, on ne peut pas conclure à l'efficacité du traitement chez un autre ? De même si un traitement quelconque est maître d'une péritonite chez un chien n'en conclura-t-on pas qu'un pareil résultat peut être obtenu chez un autre ? Assurément on le dira, et on aura raison. Eh bien, si on conclut de l'homme à l'homme, de l'animal à l'animal, alors que chez les uns et chez les autres il y a des susceptibilités si diverses, nous ne voyons pas pourquoi on ne conclurait pas du chien à l'homme. A l'appui de notre dire nous ne saurions mieux faire que de citer les belles paroles de Claude Bernard sur l'utilité que l'on peut tirer pour la médecine des expériences faites sur les diverses espèces d'animaux.

Il s'exprime ainsi.

Je conclus que les résultats des expériences faites sur les animaux aux points de vue physiologique, pathologique et thérapeutique, sont non seulement applicables à la médecine théorique, mais je pense que la médecine pratique ne pourra jamais, sans cette étude comparative sur les animaux, prendre le caractère d'une science. Je terminerai, à ce sujet par les mots de Buffon, auxquels on pourrait donner une signification philosophique différente, mais qui sont très vrais scientifiquement dans cette circonstance : « S'il n'existait pas d'animaux, la nature de l'homme serait encore plus incompréhensible. »

CHAPITRE VII

DE L'HYGIÈNE A OBSERVER DANS LA PÉRITONITE.

Dans le traitement d'une maladie, on ne saurait assigner à l'hygiène une trop grande place. La péritonite ne fait pas exception à cette règle générale, et le médecin doit veiller avec la plus minutieuse attention à ce que cette partie de son traitement ne soit pas négligée. Chemin faisant nous avons donné divers conseils, qui ne sont que des règles d'hygiène. Nous ne reviendrons pas sur ce qui a déjà été dit ; ici nous voulons principalement insister sur le régime élémentaire, qui joue, à notre avis, dans le cas présent, un rôle capital.

Doit-on alimenter les malades en cas de péritonite aiguë ? Ils sont dans un état de prostration trop absolue pour témoigner à cet égard le moindre désir, mais s'il était prouvé que la nourriture pût leur être favorable, il faudrait secouer cette anorexie, cette torpeur, et par une alimentation réglée donner à leur organisme les matériaux nécessaires à son fonctionnement, lesquels seraient ici d'autant plus indispensables que l'inflammation de la séreuse abdominale est une maladie débilitante par excellence.

Mais loin de retirer de ce modus agendi quelque bénéfice on aurait bientôt à s'en repeutir.

Il faut laisser les intestins dans le repos le plus complet, nous l'avons déjà dit, les priver absolument d'aliments solides, qui ne pourraient que solliciter ses contractions et partant entretenir sinon exagérer l'inflammation de la séreuse qui les enveloppe. Il faut se borner à l'ingestion de boissons glacées : vins de Bordeaux, de Bourgogne ou de Champagne frappés, lait et bouillon glacés, etc. Dans le choix des liquides il ne faut guère consulter que le goût des malades. Dans un cas nous avons vu une malade exprimer le désir d'avoir du café au lait glacé. L'action de ce mélange n'a rien de nuisible. Peut-être pourrait-on lui reprocher de stimuler un peu les mouvements péristaltiques de l'intestin, mais il le fait dans des proportions si faibles qu'il n'en faut pas tenir compte. Par conséquent à l'occasion on pourrait le prescrire.

C'est à la glace qu'il faut, à notre avis, donner la préférence. A l'avantage d'empêcher les vomissements, elle joint celui de combattre intérieurement l'inflammation du péritoine. Nous avons vu, en effet, à propos de son mode d'action que les applications internes du froid font baisser la température axillaire, ce qui prouve la diminution générale de la température de l'organisme. On pourrait craindre que la glace ne produisît au malade une sensation pénible, étant donnée l'intensité de cette source frigorifique mise en contact avec une muqueuse ; mais il n'en est rien ; loin de là, l'ingestion de la glace est suivie du même bien-être que son application externe ; et ces deux effets se corroborant mutuellement, la glace n'est plus appréhendée, mais vivement désirée.

Ce morcellement de la glace est une condition indispensable de sa bonne administration, de même que la division extrême des liquides absorbés. Autrement l'estomac ne pourrait les supporter, et au lieu d'être calmés, les vomissements ne feraient que redoubler.

La période aiguë de l'affection ne durant que quelques jours, les malades peuvent très bien être soumis sans inconvénient à cette diète momentanée. Là n'est pas la difficulté Où elle commence réellement c'est à la période de déclin. Il faut une grande prudence de la part du médecin pour rendre à leur fonctionnement normal des organes inertes depuis un certain temps. Si ce retour est brusque, les malades en pâtissent. Il doit être graduel, tout en tenant compte de la nécessité où se trouve l'organisme de récupérer promptement ses forces. C'est dans ce cas que le traitement préconisé par M. le D' Leven pour une autre affection nous paraît produire d'excellents résultats.

Voici résumée en quelques mots, la marche que pourra suivre le médecin, lorsque son malade sera en état de supporter des aliments solides.

Disons tout d'abord que l'alimentation du malade ne doit être reprise que lorsque l'opium n'est plus administré. Car les expériences de Claude Bernard sur les pigeons ont montré que l'opium arrête la digestion. A ce moment donc l'ingestion d'aliments ne pourrait qu'être nuisible. Plus tard, quand la dose est diminuée, quand l'appétit du malade renaît, on commencera par des œufs à la coque très peu cuits. Cette recommandation n'est pas banale ; en effet, l'estomac sain ne digère le blanc d'œuf coagulé qu'avec la plus grande difficulté, à plus forte raison un estomac malade. Simultanément on donnera des potages gras ou des potages au lait avec des pâtes, deux ou trois par jours. Les potages au pain ne seront permis que plus tard, car la digestion du pain, de la mie de pain surtout est difficile.

Pour que les malades supportent bien la viande, dès le deuxième et le troisième jour de la convalescence, il nous a semblé indispensable de la donner à dose réfractée, qu'on nous passe l'expression. On prendra pour véhicule le lait ou le bouillon gras. On prend 15, 20, 40, grammes de viande chaque fois, et, après l'avoir hachée, on l'incorpore au liquide ; on a ainsi un aliment agréable au goût et excellent pour l'estomac. Les malades le prennent sans difficulté. On augmentera progressivement ces quantités de façon à arriver en deux ou trois jours à une ration de viande ordinaire ; à ce moment on donnera la viande en nature, cuite sur le gril. Si l'on se servait de graisse, il est probable que le malade ne la supporterait pas. D'après les expériences du Dr Leven, la graisse contenue dans le bouillon gras est peut-être la seule qui ne congestionne pas l'estomac. Alors on permettra le pain et bientôt après les autres aliments.

Ces conseils sont bons en général, mais en particulier quand on a eu à lutter contre une péritonite suraiguë, survenue à la suite d'une perforation intestinale. C'est surtout alors que ce fractionnement dans les quantités d'aliments ingérés devra être exécuté avec soin, sous peine d'une rechute prompte et presque toujours fatale.

Qu'on nous pardonne cette courte digression. Quelque vulgaire, quelque banal que puisse paraître tel ou tel détail, lorsqu'on ne réfléchit pas au but que l'on poursuit, il faut se persuader que rien de ce qui touche le malade ne doit être indifférent au médecin.

Nous n'insisterons pas sur les précautions à prendre, surtout en cas de péritonite puerpérale, relativement à l'aération, à la propreté du linge et de la malade, à l'isolement, etc. choses que toute personne intelligente, préposée à la garde de la malade, fera de son propre mouvement.

CHAPITRE VIII.

DU TRAITEMENT CHIRURGICAL DE LA PÉRITONITE.

Nous terminerons ce travail par une rapide étude critique du traitement chirurgical de la péritonite aiguë.

« En cas d'épanchement de bile dans l'abdomen, écrivait le docteur Herlin en 1767, l'injection d'eau tiède dans le ventre, en étendant la bile, en affaiblit l'action et peut être regardée comme un bain favorable qui doit contribuer à éteindre l'inflammation des viscères déjà com͏ encée par l'agacement de la bile. » Le seul moyen rationnel de guérir la péritonite aiguë, dit M. Netter (1875), est de diluer le liquide âcre sécrété dès le début de l'inflammation de la séreuse. Un ou auparavant, le professeur Nüssbaum, de Munich, parlait en ces termes du drainage de la cavité abdominale et de l'injection intrapéritonéale : « Dès que la fièvre se manifeste on fait une contre-ouverture où l'on met un drain ; puis l'on injecte par le bout supérieur soit de l'eau, soit une solution antiseptique quelconque, et cela est continué jusqu'à ce que le liquide qui s'écoule par le bout inférieur soit devenu tout à fait propre et inodore. »

C'est chose possible, concluait M. le docteur Mosimann dans sa thèse inaugurale (1881), que dans la péritonite aiguë les injections aqueuses pratiquées dès le début dans la cavité abdominale enrayent brusquement la maladie. Enfin, il y a quelques jours, nous nous sommes permis de demander au professeur Bilbroth son avis sur cette question. On ne saurait nier sa compétence en cette matière. C'est par son appréciation que je finirai ce court historique.

« Dans le traitement de la péritonite, dit-il, et je ne parle que de la péritonite purulente et de la péritonite septicémique, je n'ai jamais obtenu le moindre résultat favorable par l'emploi d'aucun moyen thérapeutique, quel qu'il soit. Quand on peut diagnostiquer le siège du foyer purulent, je considère l'ouverture de l'abdomen comme le seul moyen qui puisse être quelquefois utile. Mais il faut que cette opération soit faite de bonne heure, sinon elle ne sert à rien. L'opium et la glace à l'intérieur calment il est vrai les vomissements et les douleurs, mais ils n'ont aucune influence sur la marche funeste de la maladie. »

Nous savons ce que penser de cette dernière assertion. Après ce que nous avons dit, il serait superflu de nous arrêter à prouver qu'elle n'est pas justifiée par les résultats de la pratique.

Le professeur Billroth est donc partisan du traitement chirurgical, mais seulement dans un certain nombre de cas, quand « on connaît le siège du foyer », autrement dit dans les péritonites partielles ; et même, dans ce cas, le succès est loin d'être toujours constant.

Afin de nous former une opinion motivée sur ce traitement, nous avons fait quelques expériences dont voici le résumé. Nous avons tout d'abord cherché à résoudre cette question d'une importance capitale : Peut-on impunément faire des injections dans le péritoine ?

EXPÉRIENCE I (personnelle).

Sur la planche décrite plus haut, nous attachons un lapin, auquel nous faisons une injection hypodermique de 0 gr. 75 centigrammes d'hydrate de chloral ; nous coupons avec soin tous les poils qui recouvrent son flanc droit ; nous faisons ensuite une incision de deux centimètres, couche par couche, jusqu'au péritoine. Saisissant alors la séreuse avec une pince à griffes, nous y pratiquons une petite boutonnière par laquelle est introduit un tube de caoutchouc d'environ 5 millimètres de diamètre. Ceci étant fait nous rapprochons bien exactement les lèvres de la plaie avec de petites serre-fines ; et afin que le tube soit mieux immobilisé nous le faisons passer à frottement dur dans une bandelette de diachylon que nous appliquons en même temps sur la plaie ; puis nous recouvrons le tout d'une couche épaisse de collodion. Sur l'extrémité du tube faisant saillie hors de l'abdomen est placé un fil ciré très fort, prêt à être serré au moment convenable : une pince à forcipressure obture la lumière du tube tant que l'expérience n'est pas commencée, afin d'empêcher le contact de l'air et des intestins.

Nous décrivons avec détails ces préliminaires, parce qu'ils sont les mêmes dans les expériences que nous allons rapporter. Il est d'ailleurs nécessaire de procéder ainsi pour se mettre à l'abri de toutes les influences extrinsèques pouvant occasionner par elles-mêmes la péritonite.

Retirant la pince à forcipressure, nous faisons deux injections d'eau tiède par le tube à dix minutes d'intervalle : chaque fois nous faisons ressortir le liquide. Nous commençons l'opération à 3 heures et demie, le 12 octobre ; à ce moment la température rectale est 36°. — A 4 heures et demie, selle, miction ; temp 36,4.

6 heures. L'animal présente une grande agitation ; il n'est plus endormi, ses yeux sont humides.

8 heures, temp. rectale 36,6.

Rien de particulier à noter tout le reste de la nuit. Le ventre n'est pas douloureux à la pression. Le 13 octobre à 7 heures du matin, nous retirons le tube ; à sa place on met une serre-fine. Huit jours après, l'animal avait repris son genre de vie ordinaire, sans avoir jamais rien présenté d'anormal.

EXPÉRIENCE II (personnelle).

Ayant disposé un autre lapin de la même façon que précédemment, nous injectâmes par le tube de l'eau phéniquée au centième, à deux reprises différentes, et chaque fois nous eûmes soin de faire sortir l'eau de l'abdomen. Les phénomènes observés présentèrent la plus grande analogie avec ceux de l'autre expérience. D'ailleurs ces deux essais ayant lieu simultanément la comparaison était facile a établir.

On voit donc que le péritoine se montre tolérant vis-à-vis de certains liquides. D'ailleurs la pratique de chaque jour ne vient-elle pas corroborer ces résultats fournis par l'expérimentation ? Dans le cours d'une ovariotomie, opération qui tient actuellement une si large place dans la chirurgie utérine, le péritoine ne se trouve-t-il pas en contact permanent avec l'acide phénique, en solution forte, grâce à la méthode listérienne ? Et cependant les malades guérissent, peuvent guérir, sans avoir de péritonite.

Debrand.   6

A priori le traitement de la péritonite par les injections d'eau tiède ne présente donc rien d'irrationnel.

Mais si les deux cas que nous avons rapportés plaident en faveur de ce traitement, ou tout au moins ne lui sont pas opposés, si même on a cité le fait d'un épanchement de bile dans le péritoine, sans symptômes de péritonite (Gazette hebdomadaire, n° 18, 1880), si Punirs (Central Blatt für chirurgie, n° 19 ; 1880) a pu injecter dans le péritoine des chiens de l'encre de Chine, sans que cependant péritonite s'ensuivît, il ne faut pas oublier d'un autre côté que dans la grande majorité des cas analogues, l'inflammation de la séreuse abdominale surviendrait. Les observations où le péritoine à montré une tolérance à laquelle on n'est pas habitué doivent être regardées comme d'heureuses exceptions à la loi générale, mais ne doivent pas modifier le pronostic qu'il faut porter au sujet d'une lésion de la séreuse.

Voici deux expériences à l'appui de ce que nous avançons.

EXPÉRIENCE III (personnelle).

Le 13 octobre, à 10 heures du matin, nous plaçons un chien en position d'expérience, comme d'ordinaire. La température rectale prise au début est de 37°,3. Nous lui faisons alors une injection de chlorhydrate de morphine, ce qui nous permit d'introduire dans son abdomen un tube de caoutchouc, d'après le procédé employé déjà pour les lapins. Au moyen du tube, le péritoine est lavé à l'eau tiède : alors nous injectons 50 grammes d'eau glacée.

Quelques heures après, le chien est très agité et fait des efforts pour briser ses liens.

2 heures. Température rectale 38,2.

8 heures. T. R. 38,8; les yeux sont plus brillants qu'à l'ordinaire.

10 heures. Frisson intense d'environ trois quarts d'heure de durée.

Le 14 octobre, 4 heures. Vomissements. T. R. 39°,6. Dyspnée marquée, langue blanche, soif vive, ventre douloureux à la pression et météorisé. Pas de traitement.

Le 15. T. R. 40°; aggravation des symptômes, hoquet. Nous détachons l'animal : il reste à peu près immobile et réagit à peine aux excitations. Nous lui présentons de la viande cuite hachée, il ne fait aucun mouvement pour s'en emparer.

Le 16. T. R. 38,2. Vomissements. Mort.

EXPÉRIENCE IV (personnelle).

C'est exactement la même que la précédente : la nature seule du liquide injecté a différé, c'était du vin refroidi à 2 degrés. En quatre heures il se produisit une péritonite qui enleva l'animal le lendemain.

Voilà donc deux cas où une injection d'eau froide a produit une péritonite. Pourquoi? Est-ce parce que le lavage du péritoine a privé celui-ci du liquide onctueux qui lubrifiait ses deux feuillets et permettait aux organes de se mouvoir en tous sens avec la plus grande facilité? probablement; car la séreuse étant dépourvue de ce vernis protecteur, il est logique de penser qu'elle est plus sensible aux agents qui normalement n'auraient pas modifié son état.

Assurément, entre le péritoine phlogosé et le péritoine sain, il y a des différences anatomiques et physiologiques sur lesquelles nous n'avons pas à insister, mais cela ne prouve rien contre ce fait de pathologie générale : tout organe malade est plus irritable qu'un autre. Le péritoine n'échappe pas à la loi commune, et toute cause capable de provoquer l'inflammation de la séreuse saine, entretiendra et même augmentera celle du péritoine déjà malade.

D'ailleurs, est-il absolument prouvé que le lavage du péritoine s'oppose à son inflammation ?

Pour nous assurer de l'efficacité de ce moyen, nous avons fait les expériences que nous allons décrire.

EXPÉRIENCE V (personnelle).

Le 13 octobre, à une heure, nous injectons à un chien une demi-seringue de Pravas d'ammoniaque. T. R. 37,8; à six heures, douleurs dans le ventre à la pression et T. R. 38,2 ; à onze heures, ventre ballonné, frisson.

Le 14. T. R. 39°. Vomissements.. Nous lavons alors le péritoine à l'eau tiède.

Dans la journée les vomissements continuent ; plusieurs petits frissons ; le ventre est toujours aussi sensible à la pression et spontanément.

Le 15. T. R. 39°,2.

Voyant que les injections d'eau tiède n'avaient produit aucun effet, nous appliquons sur l'abdomen une vessie de glace après avoir fait boire au chien en deux fois 0 gr. 06 cent. d'opium.

Le soir, plus de vomissements. T. R. 38,8; langue moins sèche; nous détachons le chien pour le faire boire.

Le 16. T. R. 38,6. Ventre beaucoup moins douloureux, même traitement.

Le 18, le chien est suffisamment remis pour que nous le détachions.

Le 22, il est complètment rétabli.

Comme nous n'avons pratiqué qu'une seule fois le lavage de la séreuse abdominale, on pourrait penser que la crainte de voir la péritonite se terminer d'une façon funeste nous a fait recourir trop tôt à un autre traitement ; mais nous n'avons pas été plus heureux dans le cas suivant où nous avons lavé trois fois le péritoine.

Expérience VI (personnelle).

Nous donnons une péritonite à un chien par une injection de bîle. Aussitôt que la pression sur l'abdomen occasionne de la douleur, nous lui lavons son péritoine à l'eau tiède. La maladie n'en continue pas moins sa marche. La température s'élève, il survient des vomissements, du hoquet, et la mort arrive deux jours après.

Ainsi, l'eau tiède, dans ces deux cas, ne s'oppose pas à la marche de la maladie. Mais poursuivons et voyons si les désórdres causés par l'inflammation de la séreuse permettent de faire ces injections avec fruit.

Dans la péritonite, les désordres anatomiques sont en rapport avec le temps qu'a duré la maladie et l'intensité qu'elle a présentée. Il y a donc lieu de distirguer plusieurs cas. Le premier et le second jour il n'y a guère qu'une rougeur diffuse de la séreuse. « Mais déjà, même à ce moment, disent Hardy et Béhier, elle est recouverte d'un enduit onctueux et un peu visqueux, premier degré des fausses membranes qui existeront plus tard». Au bout de quelques jours, les fausses membranes libres ou étalées en couches épaisses sur les viscères ont converti le paquet intestinal en une masse pseudo-membraneuse et purulente où l'on a peine à distinguer les organes.

Examinons ces différents états de la maladie qui nous occupe.

Tout à fait au début, dans les vingt-quatre premières heures, on pourrait peut-être nourrir l'espoir qu'une injection d'eau diluera suffisamment le liquide résultant de l'inflammation de la séreuse pour lui faire perdre en tout ou en partie son pouvoir délétère. Mais au commencement d'une maladie, qu'un traitement plus efficace pourra enrayer, ira-t-on soumettre le patient à une opération dont le résultat est absolument hypothétique pour ne pas dire plus? Non, il ne trouvera pas un médecin qui soit assez téméraire pour agir ainsi.

Plus tard, les fausses membranes ne sont-elles pas en trop grande quantité, ne présentent-elles pas une résistance trop solide pour qu'on espère en triompher? Peut-on penser qu'une simple injection pénétrera dans toutes les parties de l'abdomen frappées d'inflammation, se mettra en contact avec les replis si variés et si tortueux de l'intestin? Un instant de réflexion suffira pour montrer combien cette prétention est peu fondée.

De deux choses l'une : ou on fait l'injection tout à fait au début de la péritonite, et alors on commet l'imprudence la plus blâmable, ou on la pratique à la fin de la maladie et alors il est trop tard. Il vaut mieux s'abstenir.

Par les quelques remarques que nous venons de présenter sur le traitement chirurgical de l'inflammation aiguë de la séreuse abdominale, nous ne prétendons pas en infirmer la valeur ; nous voulons simplement faire observer que la prudence et le raisonnement le condamnent. Peut-être l'avenir lui réserve-t-il un autre sort.

Dans cette dénomination de traitement chirurgical de la péritonite que nous venons de passer en revue, nous ne comprenons pas l'ouverture artificielle d'une péritonite partielle enkystée. Dans ce cas, il est parfaitement légitime de recourir à l'incision et au lavage antiseptique de la partie de l'abdomen contenant le pus. Cette opération, dit M. le Dr Hervieux, présente ses indications et il importe de les bien préciser.

Lorsque la péritonite tend à s'ouvrir par la paroi abdominale antérieure, lorsque le travail de perforation ne rencontre pas de difficultés sérieuses, lorsque l'état général reste d'ailleurs satisfaisant, il faut se borner à surveiller, en les favorisant, les efforts de l'organisme.

Mais lorsque ces efforts sont impuissants, lorsque l'économie s'épuise dans une lutte énergique et désespérée, lorsque la barrière qu'oppose au passage de la collection péritonéale la paroi antérieure de l'abdomen est trop solide ou trop épaisse pour être franchie, lorsque des accidents généraux graves se manifestent et font redouter une mort prochaine, l'opération est indiquée.

Toutefois, avant d'y procéder, on devra s'assurer que la collection intra-péritonéale est bien circonscrite et enkystée, que le siège et les limites de la matité correspondante à la tumeur ne se déplacent pas, quelles que soient les attitudes données au tronc ; que la saillie formée par cette tumeur donne à son centre le sentiment de fluctuation, à sa périphérie celui de la dureté et de la rénitence, enfin que la collection tout entière fait corps avec la paroi antérieure de l'abdomen et ne présente aucune mobilité. A ces conditions seulement on pourra opérer.

A quel mode opératoire faudra-t-il avoir recours? S'il s'agissait comme dans l'ascite d'un liquide séreux plus ou moins clair, plus ou moins limpide et sans mélange aucun de partie solide, le trocart pourrait être employé avec avantage; et encore est-il probable qu'on serait obligé d'avoir recours à d'autres ponctions ultérieures.

Mais les faits démontrent que le liquide inclus dans la poche est presque toujours d'une certaine consistance, qu'il est souvent mélangé de flocons pseudo-membraneux susceptibles d'obturer la canule, ou même trop volumineux pour s'y engager. Or, comment espérer d'obtenir l'évacuation parfaite du foyer avec une ouverture dont les dimensions seraient si restreintes ?

Dans les cas de péritonites manifestement purulentes, l'ouverture large et franche, à l'aide du bistouri, est le plus sûr et le plus prompt d'arriver à la guérison. Non seulement, en effet on échappe à l'inconvénient des ponctions multiples, mais encore on ouvre au foyer une large issue qui prévient tout les effets fâcheux de la rétention du pus, ou du moins de son évacuation incomplète.

Les dangers possibles de ce mode opératoire seraient : 1° la précipitation de l'intestin dans l'ouverture artificielle ; 2° la pénétration de l'air extérieur dans le foyer.

Mais dans toutes les observations connues jusqu'ici, jamais on n'a vu aucune anse intestinale se présenter à l'ouverture du foyer; d'autre part, pourquoi redouterait-on les effets de l'introduction de l'air dans la poche, puisque cette poche est sans communication avec le reste de la cavité péritonéale, et puisque, d'autre part, la guérison a toujours été la règle dans le cas d'ouverture spontanée.

L'incision une fois pratiquée, doit-on recourir à des injections médicamenteuses ou détersives ?

Dans les cas qui me sont propres, dit M. Hervieux, je me suis abstenu de toute injection, et je crois qu'il est sage d'imiter cette conduite. Si cependant le pus, au lieu de diminuer d'abondance et de prendre un bon aspect, s'altérait de plus en plus, devenait séreux, fétide, se mélangeait de gaz etc., si ces accidents donnaient lieu à des phénomènes d'infection putride, on serait autorisé à faire usage d'injections d'abord émollientes, puis antiseptiques ; mais on ne saurait user à cet égard d'une trop grande réserve, l'injection pouvant rompre quelques adhérences et se répandre dans la cavité du péritoine.

Pour les mêmes motifs, on devra s'abstenir de pressions sur le foyer ou sur son voisinage, d'exploration avec le stylet ou la sonde cannelée, en un mot de toute manœuvre susceptible de détruire le travail adhérentiel. Ce n'est que sous le bénéfice de toutes ces précautions qu'on peut se flatter d'obtenir par l'ouverture artificielle les résultats favorables que la perforation spontanée de la paroi abdominale antérieure suffit dans quelques cas à procurer.

Mais il ne faut pas croire que dans tous les cas le foyer purulent ait tendance à s'ouvrir par la paroi abdominale. Il peut proéminer du côté du vagin, de la vessie ou du rectum. Et dans ce cas, la conduite à tenir diffère selon que l'on est en présence d'une tumeur assez volumineuse pour déterminer des accidents de compression, ou que son existence ne donne lieu à aucun symptôme inquiétant. Il s'agit, dans le premier cas, de tumeurs de petit ou de moyen volume et dans le second de tumeurs considérables. Dans ce dernier cas, il faut se hâter d'obtenir l'évacuation du foyer par l'ouverture artificielle de la tumeur dans le vagin ou le rectum au niveau du point où la fluctuation est le plus superficielle et le plus évidente.

Il n'en est pas de même quand la tumeur est petite : « lorsque la durée et l'épaisseur de ses parois ne permettent pas de sentir une fluctuation manifeste, rien ne justifie l'intervention. Si, au contraire, sur une partie plus saillante de la tumeur on constate un amincissement des parois avec fluctuation évidente ; que convient-il de faire ? Si le point ramolli proémine du côté du vagin et du rectum et qu'il n'y ait pas d'accidents graves de compression, on peut encore attendre l'ouverture spontanée, bien qu'en des cas analogues l'intervention soit suivie de succès. Mais, en attendant l'évacuation spontanée du pus, la guérison arrivera également par les seuls efforts de la nature. Pour justifier l'intervention, ses partisans arguent qu'en vidant le foyer par une ponction pratiquée au point le plus déclive, soit par le vagin, soit par le rectum, on empêche l'ouverture de la tumeur dans la vessie ou dans une portion plus élevée de l'intestin, et qu'on prévient ainsi la production des trajets fistuleux intarissables qui surviennent, si l'écoulement se fait à un niveau d'où le liquide ne peut facilement sortir.

« Mais rien ne justifie de telles assertions. Personne ne peut savoir si la tumeur est formée par une poche unique, ou par plusieurs loges communiquant ou non entre elles, de sorte que dans la première hypothèse, si la ponction est pratiquée, elle est suivie de succès, comme lorsque l'évacuation se fait spontanément. Dans le second cas, l'ouverture artificielle ou spontanée du foyer ne déterminera pas l'issue complète du pus, et n'empêchera pas la communication des autres loges dans les organes voisins, ni les fistules que l'on se flattait de prévenir. D'ailleurs, personne ne peut répondre qu'une tumeur ouverte au lieu d'élection ne communiquera pas quelques jours plus tard avec un autre organe par une ouverture spontanée. Une ponction artificielle pratiquée, même dans les meilleures conditions, ne met donc pas à l'abri d'une ouverture, soit dans le même organe, soit dans un organe voisin. De plus, ces ponctions ne sont pas sans danger, car il peut se produire des perforations de la vessie et de l'intestin.

« Ajoutons que l'ouverture tend à se refermer avant l'évacuation complète et qu'alors on se retrouve dans les mêmes conditions qu'avant l'opération, ou bien si l'on veut maintenir béant l'orifice au moyen de l'introduction d'une sonde à demeure, l'air peut pénétrer dans le foyer et déterminer l'infection putride, malgré les injections antiseptiques. De ce qui précède, il résulte que l'ouverture artificielle des tumeurs fluctuantes de moyen volume ne doit pas être préférée à l'évacuation spontanée, car elle ne met à l'abri ni de la communication du foyer purulent dans d'autres organes, ni des trajets fistuleux intarissables. » Cette remarque ne vise que l'ouverture par le vagin et le rectum, car nous avons vu plus haut que l'incision abdominale faite dans certaines conditions bien déterminées était non seulement justifiable, mais que parfois elle s'imposait.

CONCLUSIONS.

Il est difficile de ne pas paraître exclusif lorsqu'on veut résumer en quelques lignes un travail d'une certaine étendue. Il ne faut voir par conséquent, dans les propositions que nous énonçons, que les linéaments de notre pensée; certains détails, très importants, sur lesquels nous avons insisté en temps utile, ne sauraient être reproduits ici. Cela se conçoit, vu la concision dans laquelle nous devons rester.

1° Il est exceptionnel que la marche de la péritonite aiguë soit enrayée par les divers modes de thérapeutique, que nous avons étudié au début de notre travail, à savoir les émissions sanguines locales et le traitement mercuriel. Néanmoins, nous ne prétendons pas nier leur efficacité, nous constatons simplement leur impuissance relative.

2° En présence d'une péritonite aiguë, il ne faut pas temporiser, car la vie du malade dépend de la promptitude des secours. Il faut de suite recourir à des applications locales de glace, lesquelles auront d'autant plus de chances d'amener la guérison, qu'elles auront été faites à un moment plus rapproché du début de la maladie.

3° Autant que faire se pourra, on renfermera la glace dans des vessie de porcs, préférables aux sacs de caoutchouc.

4° Simultanément on prescrira l'opium à très haute dose

(0 gr. 20 à 0 gr. 60 dans les vingt-quatre heures). Il va sans dire que ce chiffre énorme ne sera atteint que graduellement, et qu'il ne convient pas à tous les individus, sans exception.

5° Ce traitement est pleinement justifié par les résultats de la clinique et l'expérimentation chez les animaux.

6° Enfin il ne faudra recourir au traitement chirurgical qu'en cas de péritonite enkystée. Dans l'état actuel de nos connaissances, vouloir généraliser cette méthode à toute espèce d'inflammation de la séreuse abdominale, c'est montrer une hardiesse, une imprudence blâmable que peut seul approuver l'esprit aventureux des médecins d'outre-Rhin, où cette méthode a pris naissance.

TABLE DES MATIÈRES

Paris. — A. Parent, imprimeur de la Faculté de médecine, rue Monsieur-le-Prince, 31.
A. Davy, successeur.

PUBLICATIONS

DE LA LIBRAIRIE ADRIEN DELAHAYE ET E. LECROSNIER

Traité d'anatomie descriptive, avec figures intercalées dans le texte, par PL.-C. SAPPEY, professeur d'anatomie à la Faculté de médecine de Paris, etc. 3ᵉ édition entièrement refondue. 5 vol. in-8, 1876-77.............. 60 fr.
    Cartonné.. 65 fr.
    Quelques exemplaires sur papier vélin.............................. 80 fr.
Traité d'anatomie pathologique, par le docteur LANCEREAUX, professeur agrégé à la Faculté de médecine de Paris, médecin des hôpitaux, etc. Tome Iᵉʳ, Anatomie pathologique générale. 1 vol. avec 267 figures intercalées dans le texte.. 20 fr.
    Cartonné.. 21 fr.
    — Tome 11, Anatomie pathologique spéciale, Anatomie des systèmes: 1º système lymphatique. 1 vol. in-8 avec 179 figures intercalées dans le texte 25 fr.
Anatomie descriptive et dissection, contenant un précis d'embryologie, la structure microscopique des organes et celle des tissus, par le docteur J.-A. FORT, professeur libre d'anatomie et de chirurgie, etc. 3ᵉ édition revue et augmentée. 3 vol. in-8 avec 1227 figures intercalées dans le texte..... 30 fr.
Leçons d'anatomie générale sur le système musculaire, par le docteur RANVIER, professeur d'anatomie générale au Collège de France, etc., recueillies par J. Renaut. 1 vol. in-8 avec 96 figures intercalées dans le texte. 1880.
    Broché.. 12 fr.
    Cartonné.. 13 fr.
Manuel d'anatomie, par le docteur FORT. Deuxième édition du résumé d'anatomie, revue, corrigée et augmentée. 1 vol. in-18 de 824 pages avec 151 figures dans le texte. 1875.. 7 fr. 50
Anatomie pathologique de l'œil, par le docteur PANAS, professeur de clinique ophthalmologique à la Faculté de médecine de Paris, etc., et le docteur A. REMY. 1 vol. in-8 avec 26 planches, dont 6 en chromolithographie. 1879.. 12 fr.
Éléments d'anatomie comparée des animaux invertébrés, par le professeur Th.-H. HUXLEY, membre de la Société royale de Londres. Ouvrage traduit de l'anglais par le docteur G. DARIN, avec une préface, des notes et un chapitre sur les principes de la biologie, par le professeur GIARD. 1 vol. in-18 avec 156 figures intercalées dans le texte...................... 6 fr.
Curabilité et traitement de la phthisie pulmonaire, leçons faites à la Faculté de médecine par S. JACCOUD, professeur de pathologie médicale à la Faculté de Paris, etc. 1 vol. in-8, 10 fr., cartonné...................... 11 fr.
Traité de pharmacie galénique, par E. BOURGOIN, professeur à l'Ecole supérieure de pharmacie de Paris, etc. 1 vol. in-8 avec 89 figures intercalées dans le texte... 16 fr.
    Cartonné.. 17 fr.
Éléments de pathologie exotique, 1º Maladies infectueuses. 2º Maladies des organes et des appareils. 3º Animaux et végétaux nuisibles, par M. NIELLY, professeur d'hygiène et de pathologie exotique à l'Ecole de médecine navale de Brest, etc. 1 vol. in-18 avec 29 figures dans le texte....... 10 fr.
Conférences thérapeutique et clinique sur les maladies des enfants, par J. SIMON, médecin de l'hôpital des enfants malades etc. 1 vol. in-8 7 fr.
De l'oreille. Anatomie normale et comaprée, embryologie développement, physiologie, pathologie, hygiène pathogénie et traitement de la surdité, par le docteur GELLÉ. 1 vol in-8 avec figures dans le texte.   5 fr.
Leçons de thérapeutique, faites à la Faculté de médecine de Paris, par A. GUBLER, professeur à la Faculté de médecine de Paris, etc., recueillies et publiées par le docteur LEBLANC, 2ᵉ édition. 1 vol. in-8. 1880........ 10 fr.
Clinique médicale, par le docteur GUENEAU DE MUSSY, médecin de l'Hôtel-Dieu membre de l'Académie de médecine, etc. 2 vol. in-8............ 24 fr.
Traité pratique des maladies du larynx, précédé d'un Traité complet de laryngoscopie, par le docteur CH. FAUVEL, ancien interne des hôpitaux de Paris. 1 vol. in-8, avec 144 figures dans le texte et 20 planches, dont 7 en chromolithographie. Broché.. 20 fr.
    Cartonné.. 21 fr
Leçons cliniques sur les maladies du cœur, professées à l'Hôtel-Dieu de Paris par M. BUCQUOY. 4ᵉ édition, 1 vol. in-8 de 170 pages, avec figures dans le texte, cartonné en toile 1873....................................... 4 fr

Paris. — Typ. A. PARENT, rue Monsieur-le-Prince, 29-31.
A. DAVY, successeur.

www.ingramcontent.com/pod-product-compliance
Ingram Content Group UK Ltd.
Pitfield, Milton Keynes, MK11 3LW, UK
UKHW022106070726
13613UKWH00002B/955

9 782019 975098